EM
SUAS
MÃOS

Dr. Cláudio Domênico

EM SUAS MÃOS

Escolhas e renúncias para viver melhor e com mais saúde

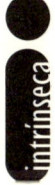

Copyright © 2021 by Cláudio Domênico S. Schettino

Nomes e características de pessoas citadas foram alterados para preservar suas identidades.

REVISÃO
Eduardo Carneiro

DIAGRAMAÇÃO
Henrique Diniz

PROJETO GRÁFICO
Túlio Cerquize

ILUSTRAÇÕES
Augusto Marques

CIP-BRASIL. CATALOGAÇÃO NA PUBLICAÇÃO
SINDICATO NACIONAL DOS EDITORES DE LIVROS, RJ

D712e

    Domênico, Cláudio
    Em suas mãos : escolhas e renúncias para viver melhor e com mais saúde / Cláudio Domênico ; ilustração Augusto Marques. - 1. ed. - Rio de Janeiro : Intrínseca, 2021.
    192 p. : il. ; 21 cm.

    ISBN 978-65-5560-246-3

    1. Hábitos saudáveis. 2. Qualidade de vida. I. Marques, Augusto. II. Título.

21-70166   CDD: 613
                                                    CDU: 613

Leandra Felix da Cruz Candido - Bibliotecária - CRB-7/6135

05/04/2021 06/04/2021

[2021]
Todos os direitos desta edição reservados à
EDITORA INTRÍNSECA LTDA.
Rua Marquês de São Vicente, 99, 3º andar
22451-041 — Gávea
Rio de Janeiro — RJ
Tel./Fax: (21) 3206-7400
www.intrinseca.com.br

*A Adriana, companheira e profissional admirável,
mãe de nossos três filhos — Luísa, Caio e Letícia —,
que nos enchem de orgulho e alegria.*

*Aos meus pacientes, que abrem seus corações
e me proporcionam tantos ensinamentos ao
compartilharem suas histórias de vida.*

SUMÁRIO

APRESENTAÇÃO, *POR ROMEU C. DOMINGUES* **9**

INTRODUÇÃO: UMA VIDA BOA É FEITA DE ESCOLHAS E RENÚNCIAS **15**

CAPÍTULO 1: PREVENÇÃO É O MELHOR REMÉDIO **31**

CAPÍTULO 2: OS SETE VILÕES DA SAÚDE **45**

CAPÍTULO 3: PARE DE REPETIR "NÃO TENHO TEMPO" **73**

CAPÍTULO 4: EMOÇÕES E SAÚDE **85**

CAPÍTULO 5: MEDICINA E RELIGIÃO, UMA UNIÃO HARMONIOSA **103**

CAPÍTULO 6: DOENÇAS DO MUNDO DIGITAL **117**

CAPÍTULO 7: O INIMIGO INVISÍVEL **135**

CAPÍTULO 8: A BUSCA DA FELICIDADE **153**

CAPÍTULO 9: LONGEVIDADE SEM SEGREDOS **163**

CAPÍTULO 10: CONSIDERAÇÕES FINAIS **179**

AGRADECIMENTOS **185**

APRESENTAÇÃO

Por Romeu C. Domingues

Pouco mais de um ano após a Organização Mundial da Saúde (OMS) decretar a pandemia de Covid-19, Cláudio Domênico, que é meu amigo há mais de vinte anos — um mineiro com quem partilho a vida e a convivência familiar, além de ser meu cardiologista — expõe seu olhar cuidadoso e, principalmente, sua experiência e escuta atenta da prática clínica e nos propõe refletir sobre como nossas escolhas e renúncias podem nos ajudar a viver melhor e com mais saúde.

Com uma visão que é ao mesmo tempo simples e abrangente, Cláudio escreve com leveza que a saúde não está à venda: ela é conquistada diariamente com muito planejamento e priorização do que realmente importa. E deve ser vista, por médicos e pacientes, de forma integral, não como um fator isolado: associando as diferentes questões físicas e emocionais que envolvem a vida de cada indivíduo e priorizando o que realmente importa e é, de fato, essencial.

Com toda a propriedade de quem escuta com calma e acolhe com empatia a dor e a necessidade de cada paciente, Cláudio aborda o peso de doenças crônicas, como a obesidade, o diabetes e a hipertensão, e sua relação com as doenças cardiovasculares, mostrando que podem ser preveníveis. Destaca ainda a importância da escolha de estratégias racionais e da adoção de metas reais e possíveis para alcançar os objetivos de qualidade de vida.

As mudanças de comportamento abordadas no livro envolvem a adoção de hábitos saudáveis de alimentação e práticas de atividades físicas regulares, associadas ao conhecimento do nosso genoma e do papel da genética na prevenção, além de enfatizar o combate ao sedentarismo, ao tabagismo e ao consumo excessivo de álcool. Outros inimigos invisíveis que causam problemas globais de saúde — e que deveriam ser elencados como emergência em políticas públicas, pelas autoridades e pela sociedade em geral, com atitudes coletivas de enfrentamento —, como a poluição ambiental e sonora, também estão na pauta com dados alarmantes.

De forma prática, o livro reforça a importância de saber escolher, planejar e priorizar o que realmente importa endossando que saúde e tempo caminham juntos e são nossos maiores patrimônios. Na mesma medida, traz a visão de que é imprescindível saber dizer não e renunciar a tudo o que sequestra nosso tempo ou sabota nossa disciplina, e que, como consequência, gera frustração e nos impede de atingir nossos objetivos.

Provocador como só ele sabe ser, Cláudio discorre sobre como o uso da tecnologia e do mundo digital em excesso pode representar armadilhas, se não estivermos atentos e focados. Propõe pausas, desconexões e dicas práticas para o "detox" digital.

Traz uma visão de que nossos aparelhos conectados à internet podem ser usados para engajar a saúde e excluir barreiras geográficas, mas, na mesma medida, nos isolar e levar à perda de saúde, causando esgotamento físico, mental, psicológico, dependência, distúrbios de ansiedade e depressão. O excesso de dispositivos eletrônicos já tem patologias cujos nomes eu nem conhecia: nomofobia, crackberry e a dependência de se manter antenado com as redes sociais (FoMO); além dos distúrbios visuais e de ansiedade.

E como não poderia ser diferente para alguém que enxerga a saúde de forma integral e fluida, ele reforça a importância da imunidade social, com vacinas que incluem: cultivar boas amizades e relacionamentos saudáveis, ser solidário e realizar trabalhos voluntários, equilibrar as emoções, trabalhar a espiritualidade e estabelecer pausas para recarregar as energias do corpo e da mente.

As escolhas e as renúncias são indícios de realização pessoal e felicidade e imperam também no controle dos excessos de ansiedade, de consumo e dos efeitos negativos do estresse na saúde física e mental. Em uma linha tênue, Cláudio mostra que quem enfrenta as adversidades realiza mais objetivos, tem mais autonomia, controla melhor as emoções e suas decisões ao longo da vida. São como colheitas que levam para uma longevidade bem-sucedida e um envelhecimento saudável.

De forma bastante didática e amparado pela sua experiência da prática clínica, como se estivéssemos o tempo todo em uma consulta médica ou em um papo com um amigo no sofá, Cláudio nos presenteia com essa leitura fácil, reflexiva e provocativa sobre como estamos levando a vida e como nossos propósitos interferem na nossa autoestima, saúde e bem-estar.

Nós, médicos, sabemos diagnosticar e tratar doenças, mas podemos aprender com a calma e o perfil ouvinte de Cláudio a estimular, sobretudo em tempos delicados como o que vivemos hoje, nossos pacientes a se engajarem na luta por uma vida mais longa e melhor, fazendo as escolhas que de fato tragam saúde, felicidade e longevidade.

E mais que isso: todos nós podemos aprender com as atitudes que meu médico e amigo coloca em prática diariamente, cuidando da saúde, da família e dos amigos, priorizando o que lhe é caro.

Este livro vai ajudar não só a população em geral, mas nos estimular a fazer da escuta a questão central da relação entre médico e paciente no enfrentamento de uma epidemia de doenças crônicas e comorbidades, com a atenção, o carinho e a informação que cada indivíduo precisa. Está *Em suas mãos*.

UMA VIDA BOA É FEITA DE ESCOLHAS E RENÚNCIAS

"Concedei-nos, Senhor, a serenidade necessária para aceitar as coisas que não podemos modificar, coragem para modificar aquelas que podemos e sabedoria para distinguir umas das outras." Oração da Serenidade

Minha filha mais nova, Letícia, conquistou há alguns anos os prêmios com os quais sonhou a vida toda. Foi selecionada por duas ótimas universidades no exterior, uma nos Estados Unidos, outra na Inglaterra. Mais do que um desejo, foi uma conquista pessoal, pois o sonho de Letícia tinha ambição. Ela almejava — e conseguiu — uma vaga em nada menos do que duas das mais respeitadas e famosas universidades do mundo. Vitoriosa, ela se viu com dois troféus ao seu alcance, mas podia erguer apenas um. Letícia precisava escolher, e rápido, para qual universidade e, consequentemente, para qual país iria.

Eu me graduei em medicina em 1983 e, ao longo de quase quatro décadas de exercício da profissão, aprendi que saber escolher é importante, mas aprender a renunciar é imprescindível. A cada novo dia, Letícia, assim como eu, você e todo mundo neste planeta, precisa fazer escolhas. Parece óbvio, mas muitos de nós não nos damos conta de que para cada escolha há uma renúncia. O tempo todo, sem cessar, escolhas e renúncias nos confrontam nas coisas mais fundamentais da vida. Acordamos cedo para fazer uma caminhada ou dormimos um pouco mais? Voltamos a estudar depois dos cinquenta anos e entramos num MBA para dar uma guinada radical na carreira ou seguimos o caminho decidido ainda antes de cursar a universidade? Depois do almoço optamos por uma fatia de abacaxi ou uma barra de chocolate? Ir ao casamento de um grande amigo ou à comemoração dos noventa anos da sua avó? É um jogo diário, que decide nossos sucessos e derrotas, seja no trabalho, na vida pessoal ou, no aspecto mais essencial, na nossa saúde.

A chance de termos uma vida longa, saudável e feliz depende muito mais de nós mesmos do que costumamos imaginar. O poder, que está na nossa mente, é bem maior do que julgamos. Reside em nossa capacidade de enfrentar adversidades e encontrar forças para superar uma doença, buscar um novo emprego numa economia em crise ou mesmo suportar os dias de distanciamento social impostos pela pandemia do novo coronavírus. É a nossa força mental que nos torna resilientes e faz com que cresçamos justamente nos momentos mais difíceis, seja ele uma crise pessoal, seja ele uma pandemia.

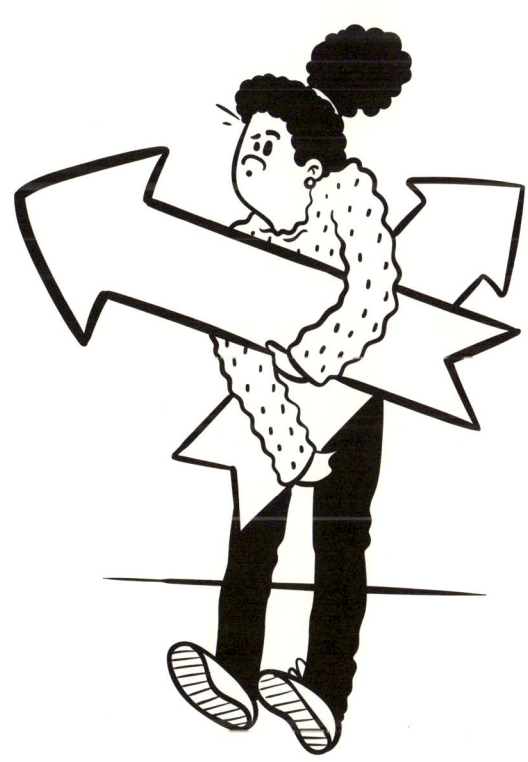

Todos os dias em meu consultório ouço os mais variados tipos de dúvida dos meus pacientes. Muitos querem saber qual é a melhor dentre tantas dietas. Outros me pedem que lhes diga qual exercício é mais adequado. E não são poucos os que perguntam sobre o vinho. Mesmo aqueles que não gostam da bebida me questionam se devem tomá-la, já que ouviram dizer que vinho faz bem ao coração. Em cada um dos meus pacientes percebo o medo de errar. O que eles já deveriam saber é que os erros são inevitáveis em nossa vida. Todos nós, em algum momento, cometemos falhas e erramos. E isso é importante para o nosso aprendizado e crescimento. O medo não pode nos paralisar.

E mesmo que as perguntas se repitam no consultório, aprendi que explicar em detalhes as vantagens e as desvantagens, os riscos e os benefícios de cada situação é fundamental.

Não existe um melhor exercício ou esporte, pois isso depende de vários aspectos, como social, biológico, cultural, entre outros. Todavia, nadar é tido como um exercício bem completo. Tanto um bebê de um ano quanto um homem de cem anos podem nadar. A prática em geral tem um menor risco de lesões que outras atividades físicas e é ótima para o condicionamento aeróbico, o fortalecimento muscular e ainda proporciona um pouco de alongamento. Mas nem todos gostam de nadar. Para essas pessoas a atividade se resume a uma entediante e repetitiva contagem de azulejos no fundo da piscina. Certamente, para elas, a natação não é o melhor exercício. A boa notícia é que existem muitas outras opções, como a corrida, a caminhada e o ciclismo, que poderão se adequar ao gosto e à capacidade física de cada paciente que me procura com essa dúvida.

E aqueles que não gostam de vinho devem abrir mão do paladar para agradar ao coração? Não. Sempre há opções. O chocolate amargo e as frutas vermelhas, por exemplo, também são fontes de substâncias ricas em antioxidantes com as mesmas características.

O leque de dietas também é imenso. E dentre elas se destaca a chamada dieta mediterrânea, à base de azeite, vegetais, peixes e um pouco de vinho. Ela é a dieta mais estudada no mundo, e um dos seus chamarizes é o fato de ser o tipo de alimentação adotado por povos longevos, como os habitantes da Sardenha, na Itália, e os da ilha de Icaria, na Grécia. No entanto, mesmo considerada a chave para a longevidade dessas populações centenárias, ela sozinha não é uma poção de juventude. A alimentação está inserida num conjunto de fatores culturais, étnicos e climáticos. Para quem mora num país tropical, como o nosso, seguir estritamente essa alimentação não fará milagres. Veja a diferença entre ingerir uma taça de vinho tinto num país tropical com temperaturas elevadas e a de fazê-lo em um país europeu com clima ameno.

Seja decidir dar braçadas numa piscina, almoçar peixe com salada ou se deliciar com uma barra de chocolate, nossas escolhas são e devem ser influenciadas por fatores racionais e emocionais. Se guiar apenas por caprichos é um caminho perigoso. Porém, ser apenas saudável não se sustenta. Há um livro de Roberto Freire cujo título ilustra bem este aspecto emocional em nossas escolhas: *Sem tesão não há solução*.

Entre os dilemas, há aqueles doces e breves, que se dissolvem logo, como um sorvete de frutas deixado de lado por uma torta de morangos com chocolate. Mas existem aqueles com o amargor da culpa, da dúvida e do arrependimento.

E então volto ao dilema da minha filha Letícia. Ponderei com ela as vantagens e as desvantagens de cada universidade. Se ela escolhesse a Universidade de Cambridge, na Inglaterra, teria mais facilidade em conseguir um emprego ou permanecer no país após concluir a graduação. Letícia tem passaporte europeu e sua irmã mais velha mora em Londres. Caso Letícia optasse pela Universidade de Harvard, em Boston, nos Estados Unidos, teria a companhia de amigos brasileiros e do irmão, que moram e estudam na mesma cidade americana.

Foram dias de reflexão. Combinamos que ela visitaria os campi das duas universidades e conversaria com amigos que tivessem estudado nessas instituições. Ela deveria tomar sua decisão com calma. Mas, sobretudo, quis tranquilizá-la de que não deveria sentir culpa, caso se arrependesse.

Como médico, sei como é importante frisar isso, pois as consequências vão muito além do sentimento de culpa. Não raro devo orientar meus pacientes a fazer escolhas e renúncias em assuntos de vida e morte. Casos em que não se trata apenas de ponderar os prós e os contras de um determinado tratamento, mas, sobretudo, de compartilhar os riscos.

Ao escolher, por exemplo, entre duas universidades ou entre o casamento do amigo e o aniversário da avó, necessariamente você renunciará, ou seja, abrirá mão de uma das alternativas. Escolher e renunciar são ações que andam de mãos dadas. Não é possível escolher alguma coisa sem renunciar a tantas outras. É um movimento que faz parte da vida.

Uma paciente que vou chamar aqui de Vera, uma simpática senhora de sessenta e poucos anos, costumava ter dificuldade para escolher até o vestido com o qual ia às consultas. Mas ela precisava de uma desobstrução dos vasos sanguíneos. E logo. Estava assustada. Deveria operar o coração e se submeter a uma cirurgia de ponte de safena, um procedimento mais invasivo, ou escolher o tratamento de angioplastia, bem menos agressivo? A primeira opção poderia trazer resultados mais duradouros. A segunda, era menos incômoda e arriscada.

Há ocasiões, entretanto, em que a escolha não parece tão clara assim. E nos vemos à deriva e sem conseguir focar naquilo que realmente importa. Certos pacientes, por exemplo, chegam ao consultório desesperados, reclamando de tantos problemas que não sabem nem por onde começar. Alguns confessam planos não realizados e que os atormentam. A primeira coisa que faço é escutar com muita calma. Peço que falem tudo o que consideram relevante e percebo nitidamente a ansiedade provocada por uma imensidão de conjecturas e dúvidas. Procuro explicar que não adianta se deixarem consumir pela ansiedade de uma decisão. Peço que avaliem se a escolha deve ser imediata ou se pode ser motivo de uma reflexão mais profunda, evitando decisões precipitadas que podem levar a ainda mais estresse e frustração. Sugiro também que conversem com um bom amigo, familiar de confiança ou uma pessoa mais experiente. Na maioria das vezes, quando os pacientes voltam, aquela dúvida ou escolha já foi resolvida.

É importante apontar que, se estou em dúvida por uma trivialidade, como, por exemplo, que sapato comprar, caso faça uma escolha inadequada, a repercussão será muito pequena. Mas se a escolha envolver uma mudança de emprego, a seleção de uma profissão ou faculdade a ser cursada, a paciência costuma ser uma boa conselheira. Gosto muito de um provérbio português que diz: "A paciência é o remédio para todos os males."

Apenas ser paciente, no entanto, não basta. É preciso manter a conexão com a realidade na hora de fazer escolhas. Caso contrário, haverá sequelas. Na maioria das vezes não atingimos as metas por serem objetivos quase sempre inalcançáveis ou complexos demais. Seria ótimo aprender um novo idioma em um ano. Mas tenho recursos para isso? Malhar todos os dias da semana também parece maravilhoso. Mas tenho disponibilidade de tempo e condicionamento para tal? Por isso, é importante sempre estabelecer metas que possam ser alcançadas e ter paciência para esperar resultados.

A idealização sempre traz expectativas, nem sempre condizentes com nossa situação e circunstâncias do momento. Independentemente da idade, todos se sentem frustrados, feridos na autoestima, quando o objetivo que decidiram traçar para si — emagrecer, trocar de emprego ou engrenar em alguma atividade física — acaba não sendo alcançado.

Outra coisa importante para perseverar nos planos é evitar comparações e saber que poder e dinheiro não são as melhores maneiras de se medir o sucesso. Busque em primeiro lugar sua satisfação. A realização pessoal e o sucesso serão consequência. Ao correr atrás primeiro do sucesso, acreditando que assim vai conquistar uma vida mais satisfatória, abre-se uma porta para a ansiedade e a frustração, além de ser razão de muitos adoecimentos, motivo pelo qual diversas pessoas acabaram sentadas no consultório, à minha frente. Nem sempre, porém, só a satisfação pessoal deve pesar. Muitas vezes, precisamos refletir sobre os efeitos de maior prazo de nossas decisões.

A história da Maria, enfermeira de um hospital no qual trabalhei, ilustra essa questão. Um dia Maria me chamou para conversar e me perguntou se deveria aceitar uma proposta de promoção que recebera. Ela assumiria um cargo de chefia e teria um aumento de salário. O dinheiro a mais ajudaria muito seu orçamento mensal, porém implicaria deixar o ambiente de trabalho do qual tanto gostava.

Maria precisava escolher. De um lado, mais prestígio e dinheiro; do outro, o companheirismo e as alegrias de um bom ambiente de trabalho. Disse a ela que deveria ver a promoção como um reconhecimento de seu trabalho e que, além disso, o dinheiro a mais seria bem-vindo. Naquelas circunstâncias, calculamos que seria mais fácil retornar ao antigo posto, caso não se adaptasse ao novo cargo, do que esperar por outra oportunidade. Mas recomendei que conversasse com o marido e uma ou duas amigas e pedisse alguns dias para responder à proposta. Soube depois que ela aceitou a nova missão e aos poucos se adaptou ao novo posto.

Maria fez uma renúncia profissional. Há outras renúncias, entretanto, que impactam nosso modo de vida e nem sempre garantem que possamos atingir nossos objetivos. Um exemplo é a relação que os atletas têm com o remo, esporte com o qual tenho alguma experiência. Ele exige imensas doses de disciplina, foco e dedicação dos atletas, que treinam muito e renunciam a muita coisa. Os da classe leve, que não podem passar dos setenta quilos, sofrem para controlar o peso. Após passarem horas em treinamento, não podem se dar ao luxo de comer qualquer coisa que engorde. Noitadas, bebidas alcoólicas, feriados, nada disso faz parte da vida deles. Disciplina, treinamento e abnegação, entretanto, nem sempre são recompensados com a vitória, pois poucos atletas conquistam um lugar no pódio. É uma vida de escolhas difíceis, e os campeões têm consciência disso. Mas eles são resilientes, determinados, focados e sabem renunciar. Sem essa base não seriam campeões.

Muitos outros profissionais precisam perseguir as mesmas características para ter sucesso. A renúncia faz parte do preço do sucesso, não importa a atividade. E quanto maior o número de opções, mais difícil fica escolher e renunciar.

Dominado pela tecnologia, o século XXI nos trouxe uma vida confortável e variada. O mundo real e o virtual nos despejam uma enxurrada de informações e possibilidades. É difícil manter o foco, não desejar coisas desnecessárias e perder tempo com inutilidades. Não saber renunciar pode nos endividar, nos fazer trabalhar mais para pagar por aquilo de que não precisamos e ainda nos levar a sofrer de ansiedade e angústia. Desperdiçamos ainda um patrimônio valioso: o nosso tempo. A falta de capacidade para renunciar se manifesta quando queremos tudo e achamos que precisamos estar em vários locais simultaneamente.

Não é sem motivo que o antigo conceito de desapego voltou a ser discutido. Acredito que a recusa em se desapegar é um dos motivos da ansiedade e da depressão que acometem tantas pessoas no mundo moderno. A Organização Mundial da Saúde (OMS) estima que em 2030 a depressão será a doença mais comum, ultrapassando os males cardiovasculares e o câncer. Contudo, é importante ressaltar que renunciar não significa se resignar com as perdas, mas descobrir ganhos onde se imaginava haver apenas sacrifícios. Desapegar é fazer boas escolhas e viver bem com as renúncias, é estar em paz com a renúncia e confiar na escolha.

Escolhas inadequadas podem ser evitadas com atitudes que levem as pessoas a tomarem melhores decisões. Richard Thaler, prêmio Nobel de economia, dá exemplos dessas atitudes: como deixar um prato de frutas bem visível, sem que alimentos menos saudáveis sejam proibidos.

O executivo João queria parar de fumar. Ele imaginava que sua vida se tornaria um martírio sem o prazer do cigarro, mas acabou entendendo que obteria muitos ganhos. O paladar melhorou e ele redescobriu o sabor dos alimentos. O risco de desenvolver câncer diminuiu, assim como o de sofrer um infarto. João abriu mão do cigarro para ter a chance de viver mais.

Se você almeja emagrecer, se destacar em alguma atividade esportiva ou crescer na carreira, saiba que haverá renúncias, e as renúncias também podem ser prazerosas. Uma colega psicóloga comentou certa vez sobre a peregrinação que tinha feito no caminho de Santiago de Compostela. Para caminhar mais de duzentos quilômetros, o peregrino não deve levar uma mochila que pese mais do que 10% de seu peso corporal. Ou seja, na mochila só cabe o necessário, mas quem embarca nessa aventura o faz acreditando que esta leveza trará recompensas. E assim é para tudo na vida.

Neste livro, caminharemos pelas renúncias e escolhas que fazem parte da decisão de ter mais saúde, longevidade, bem-estar, agilidade, sono de mais qualidade. Capítulo a capítulo, abordaremos quais vilões estão sempre à espreita e como superar os grandes obstáculos na nossa luta contra eles. Diabetes, hipertensão, males cardiovasculares, sobrepeso, sedentarismo, tabagismo, herança genética. Alguns desses vilões não são evitáveis, como é o caso da genética, outros talvez já façam parte da sua caminhada, mas fique tranquilo, porque nenhum é imbatível. E a medicina do estilo de vida está aí para provar que há saídas.

Minha filha Letícia está feliz. Vive e estuda nos Estados Unidos. A universidade escolhida por ela foi Harvard. E Cambridge não foi perdida. Continuará a ser uma oportunidade para estudos futuros, pois uma renúncia não é sinônimo de porta fechada.

Ao começar a ler este livro, você deu o primeiro passo para tomar nas mãos as rédeas da sua saúde. Agora sigamos juntos por estas páginas, entendendo onde estão as armadilhas, para aprendermos a evitá-las!

Para não esquecer:

▶ Para fazer boas escolhas, muitas vezes é preciso renunciar!

▶ Nem todas as escolhas na vida dependem só de você, mas as que dependem devem ser tomadas exclusivamente por você.

▶ Cultivar bons hábitos e boas amizades é essencial para sua saúde.

▶ Só estabeleça metas que poderá cumprir. A frustração é irmã da baixa autoestima.

▶ Consumir menos poderá ser uma experiência libertadora. Experimente.

1. PREVENÇÃO É O MELHOR REMÉDIO

"Os homens me surpreendem... Porque perdem a saúde para juntar dinheiro, depois perdem dinheiro para recuperar a saúde. E por pensarem ansiosamente no futuro, esquecem do presente de tal forma que acabam por não viver nem o presente nem o futuro. E vivem como se nunca fossem morrer e morrem como se nunca tivessem vivido." DALAI LAMA

"Prevenir é melhor do que remediar", diz a sabedoria popular. Esse deveria também ser o lema dos médicos. Mas a medicina é vista como a ciência que trata doenças. A meu ver, porém, o grande desafio dos médicos é evitar que as pessoas adoeçam, por mais que sejamos preparados para tratar os doentes. Evitar ter que lidar com os inimigos da nossa saúde por meio da prevenção é a chave para uma vida mais tranquila.

Desde o século XX, o saneamento, o desenvolvimento de antibióticos e vacinas, o aumento da produtividade agrícola e do acesso a alimentos, entre outros avanços, mudaram a forma como a maioria de nós adoece e morre. Passamos a viver mais e, com isso, vimos crescer significativamente os casos de câncer e doenças cardiovasculares, males associados ao processo de envelhecimento.

Morrer é inevitável, mas podemos viver mais e melhor com cuidados preventivos. Não é nada impossível. Na verdade, pequenas mudanças já fazem grande diferença em termos individuais e coletivos. No entanto, é extremamente difícil convencer as pessoas a mudar hábitos, sobretudo porque em geral são rotinas que estão no centro da forma como levamos a vida. Por isso mesmo, a parte da medicina que busca a prevenção em vez do tratamento se chama medicina do estilo de vida.

A maior parte das pessoas vê os remédios como uma esperança, por isso não é fácil explicar para o paciente que, em vez de tomar comprimidos, ele deveria caminhar e emagrecer. Nossa sociedade está repleta de pessoas sedentárias, com sobrepeso, fumantes e estressadas. Sobrepeso e obesidade, por exemplo, são epidêmicos no Brasil: 55% dos brasileiros têm sobrepeso e 19,2%, obesidade.

Só tomar conhecimento desses dados assustadores não basta para mudar o comportamento das pessoas, tanto que todos nós conhecemos profissionais de saúde que fumam, estão acima do peso ou são sedentários. Esse enorme desafio demanda a mobilização de toda a sociedade, não apenas dos médicos. Campanhas de conscientização são bem-vindas, mas sozinhas não resolverão. É preciso haver educação continuada.

A experiência de sucesso desenvolvida na Carélia do Norte, uma região da Finlândia, é um exemplo. No final dos anos 1960, a alta mortalidade por doenças cardiovasculares era a maior preocupação da região. O governo então implementou um programa baseado em quatro pilares: controle da pressão arterial, combate ao tabagismo, redução dos níveis de gordura no sangue e adoção de um padrão alimentar saudável. Após cinco anos, o programa foi ampliado para todo o país. O sucesso foi estrondoso. Houve uma redução de cerca de 80% na mortalidade por doenças cardiovasculares desde a implementação do projeto, em 1972, até o ano de 2011.

Outra experiência que demonstra que cultivar bons hábitos é a chave para uma vida saudável é o estudo EPIC-Potsdam, realizado na Alemanha com 23.153

pessoas, de 35 a 65 anos, que foram acompanhados por oito anos. Os pesquisadores monitoraram quatro fatores relacionados a um estilo de vida saudável: não fumar, não ser obeso, fazer ao menos três horas e meia de atividade física por semana e manter uma dieta saudável, com fibras, frutas e pouca proteína de origem animal. As pessoas que atendiam aos quatro fatores monitorados reduziram em 81% o risco de sofrer um infarto e em 78% o de contrair diabetes. Houve ainda uma diminuição de 50% de risco para AVC e de 36% para câncer.

Nos meus 35 anos de prática de consultório acompanhei muitas histórias com finais felizes de pacientes com um quadro cardíaco grave, que, com mudança no estilo de vida, não apenas estabilizaram sua doença, como também conseguiram reverter problemas sérios.

Alfredo tinha 72 anos quando me procurou. O coração dele não ia nada bem. Um exame chamado angiotomografia das artérias coronárias revelou um cenário desolador. Ele tinha bloqueios em três artérias do coração. Nada menos que 70% delas estavam obstruídas e, pior, havia calcificações. Apresentei a ele as opções de tratamento: uma cirurgia de revascularização do miocárdio, mais conhecida como ponte de safena; a realização de uma angioplastia, que é o implante de pequenas molas (stents) nos entupimentos; ou se submeter a um tratamento clínico mais agressivo.

Após ouvir as vantagens e as desvantagens de cada opção, ele se decidiu por tentar um tratamento clínico. Foram três anos de mudanças de hábitos para tratar problemas acumulados durante toda a vida. Alfredo passou a comer basicamente legumes, frutas, folhas e peixes. Praticamente abandonou os carboidratos. Antes sedentário, começou a fazer pelo menos uma hora de atividade física diária.

Alfredo se agarrou à vida, colocou a saúde em primeiro lugar e foi recompensado. Três anos depois, ao repetir o exame das coronárias, o resultado foi um presente. As calcificações diminuíram de forma impressionante e as obstruções não passavam de 40%, um feito admirável para alguém da idade dele.

Casos como o de Alfredo são reportados no trabalho realizado pelo médico americano Caldwell B. Esseltyn Jr., da Clínica Cleveland. Esseltyn Jr. ficou famoso com um livro chamado *Prevent and Reverse Heart Disease* [Prevenir e reverter doenças cardíacas, sem edição

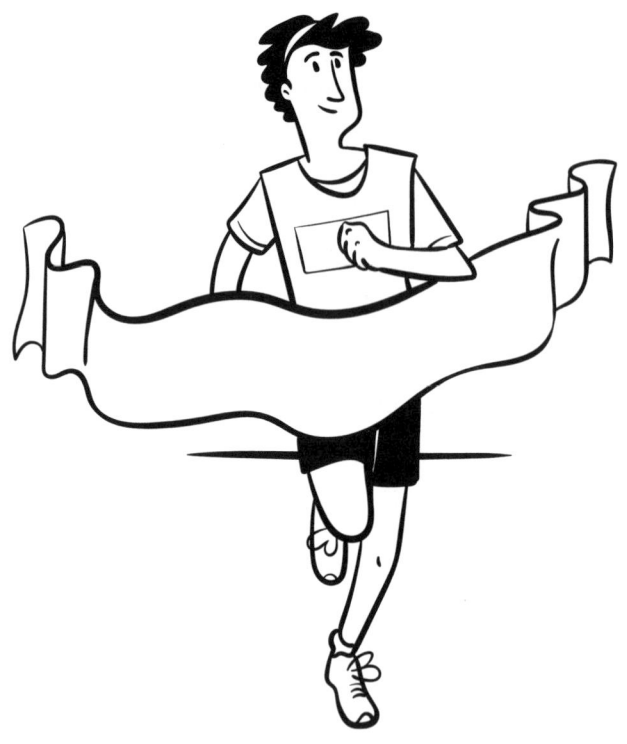

brasileira], no qual propõe uma dieta baseada em vegetais. A dieta praticamente vegana proposta por ele ganhou seguidores como o ex-presidente dos Estados Unidos Bill Clinton. Em seu estudo de referência, ele acompanhou por um período de 3,7 anos um grupo de 198 pacientes que haviam tido um ataque cardíaco e propôs uma dieta baseada em vegetais, com muita fibra, mas sem proteína animal, laticínios e óleos.

Do grupo inicial, 177 pacientes aderiram à dieta proposta, e ao longo do estudo apenas 6% dos participantes tiveram novos eventos cardíacos. Já entre os 21 pacientes que não adotaram a dieta, a reincidência de novos quadros cardíacos foi da ordem de 60%.

Outro médico americano, o cardiologista Dean Ornish, autor de diversos livros sobre estilo de vida e reversão de doenças, dentre os quais destaco *Undo It* [Desfaça, sem edição brasileira], também mostra que doenças crônicas, e até mesmo o câncer, podem ser evitadas e revertidas com uma vida baseada em quatro ações: se movimentar, amar mais, comer bem e se estressar menos.

O foco da medicina do estilo de vida não é tratar doenças já estabelecidas, mas evitá-las. Seus instrumentos terapêuticos são vida ativa; alimentação saudável, rica em fibras, pobre em gorduras saturadas e comidas industrializadas; manutenção de um peso saudável; bom sono; resiliência no enfrentamento dos problemas; e uma rotina na qual seja possível evitar quadros de estresse, ansiedade e depressão.

Os vilões a combater

Sabemos o que nos faz bem. Mas conhecer o peso daquilo que nos faz mal é essencial para orientar as mudanças no estilo de vida. Um estudo chamado Interheart, publicado na revista médica *Lancet* em 2004 por Salim Yussuf e colaboradores, avaliou nove fatores de risco e a probabilidade de um ataque cardíaco em 52 países. Foram considerados tabagismo, hipertensão arterial, diabetes, aumento da gordura abdominal, tipo de dieta, grau de atividade física, consumo de álcool, gorduras no sangue e fatores psicossociais. O estudo mostrou que o tabagismo e a elevação das gorduras no sangue são responsáveis por dois terços do risco de se ter um infarto.

Já uma pesquisa destacada pela prestigiosa revista *Neurology* em 2020 avaliou a adoção de cinco fatores de estilo de vida saudável e demonstrou que a boa saúde cardiovascular está relacionada a um menor risco de demência e déficit cognitivo. Os fatores avaliados foram: consumo moderado de álcool, praticar 150 minutos de exercícios por semana, não fumar, ter uma dieta saudável e realizar atividades de estímulo à memória e à cognição com frequência. Quem adotava de dois a três fatores diminuía o risco de demência em 37%. Já aqueles que adotavam de quatro a cinco fatores alcançavam uma redução de 60%.

Adotar um estilo de vida saudável não é nada fácil, mas nós, médicos, contamos com um instrumental de intervenções que pode ajudar: escuta, conquista da confiança e planejamento das medidas a serem implementadas.

O paciente deve ser ouvido com interesse, sem pressa ou julgamentos. É preciso entender os problemas que o afligem e identificar as estratégias que podemos implementar para auxiliá-lo. Reforço que a escuta é a parte mais importante da relação médico-paciente. Ela deve ser sincera, empática. Temos que dar tempo para que o paciente se sinta à vontade o suficiente para expor problemas íntimos. As interrupções precisam ser evitadas. Deve-se ouvir o que diz a alma de cada paciente, conhecer suas aflições mais profundas. Só assim é possível entender o que sofre e os obstáculos que enfrenta para levar uma vida saudável.

Por vezes, precisamos de mais de um encontro para essa escuta. Mas à medida que ganhamos a confiança do paciente e estabelecemos um vínculo sincero, de transparência e muito respeito, é possível partir para a fase de planejamento. Nessa fase identificamos as prioridades e definimos como abordá-las.

A história de Antonio mostra como a medicina do estilo de vida funciona na prática. Antonio tinha 54 anos e estava com 140 quilos, diabetes e hipertensão quando foi se consultar. Suas taxas de glicose, ácido úrico e colesterol estavam elevadas. Antonio instituiu para si uma rotina na qual mal tinha tempo para cuidar da saúde. Quando não estava trabalhando, estava pensando no trabalho. Ele vivia para o trabalho, quando devia trabalhar para viver. O caso de Antonio, contudo, não é isolado: vejo muitos como ele em meu consultório. Sua história é a de tantos outros brasileiros assoberbados pelo cotidiano.

Após a consulta, já com alguns problemas identificados, solicitei novos exames de sangue e imagem. Com eles, pude esclarecer melhor os riscos para o paciente, como a possibilidade de um infarto ou AVC.

Desolado, Antonio me perguntou se tinha jeito. Respondi que sim. Ele poderia fazer uma cirurgia bariátrica e tomar uma série de medicamentos. Mas recomendei tentar primeiro uma mudança na forma como estava levando a vida.

Ao ouvir que poderia melhorar sem cirurgia e remédios, os olhos de Antonio brilharam. Ele se animou. Propus que programássemos metas possíveis de serem atingidas. Disse a ele que, com disciplina e resiliência, poderíamos obter resultados muito favoráveis.

E assim Antonio deu o pontapé inicial. Ele começou com uma caminhada leve, mas já era bem relevante para quem antes pouco se mexia. Ele foi à consulta de uma nutricionista para elaborar um programa alimentar. Também sugeri estratégias para controle do estresse. Em pouco tempo Antonio começou a perder peso. Animado, ele passava com regularidade no consultório para tomar um café e mostrar seu progresso. Sempre que fechava o cinto, o furo ideal estava cada vez mais para trás. Ele dormia melhor, roncava menos e acordava mais disposto.

Após um ano, ele havia perdido 45 quilos. E não só: vi sua autoestima aumentar, todas as taxas melhorarem, assim como a hipertensão. E o mais surpreendente: de seis remédios iniciais, ele passou a tomar apenas um. Seus níveis de testosterona mais do que dobraram e sua massa muscular aumentou. Ele agora não era apenas um homem mais saudável. Era um homem feliz. E gostava de contar como conseguira se tornar um exemplo de sucesso.

Antonio rejuvenesceu.

A história desse paciente mostra que mudar é possível e vale a pena, mas sobretudo é um grande exemplo da complexidade da medicina do estilo de vida. Ela exige o envolvimento de vários profissionais: são necessários nutricionistas e nutrólogos, educadores físicos, psicólogos e psiquiatras, entre outros. É preciso também o envolvimento de família, amigos, instituições e da sociedade como um todo.

Além de tudo isso, ainda é possível contar com a ajuda da tecnologia. Há aplicativos grátis que nos permitem avaliar qualidade do sono, número de passos por dia, quantidade de calorias consumidas etc. Gosto muito dos aplicativos que nos permitem medir o tempo gasto em redes sociais e com o nosso celular. Este tem sido um dos grandes vilões do estilo de vida saudável, ao roubar nosso precioso tempo.

A mudança do estilo de vida envolve muitos fatores. Onde moramos, nosso ambiente de trabalho, relações familiares e profissionais, qualidade do sono, propósito de vida, nível de atividade física, padrão alimentar, histórico familiar, grau de ansiedade e estresse, uso de drogas e álcool, espiritualidade e religiosidade, hobbies ou atividades prazerosas praticados, doenças associadas... A lista é longa. Mas todos devem ser considerados. Também é preciso pensar num projeto realizável e de longo prazo, identificar o momento psicológico do paciente e sempre ter em mente a célebre frase de Carl Jung: "Ao tocar uma alma humana, seja apenas outra alma humana."

Para não esquecer:

▶ O foco da medicina do estilo de vida é a prevenção.

▶ Um estilo de vida saudável pode atenuar ou reverter muitas doenças crônicas, como diabetes, hipertensão arterial e males cardiovasculares.

▶ Escutar o paciente, identificar seus problemas, estabelecer prioridades e planejar as mudanças comportamentais são o grande desafio da medicina do estilo de vida.

▶ As recompensas ao adotar um estilo de vida saudável são enormes. Ele nos afasta de doenças e nos traz mais tempo e qualidade de vida.

▶ Cuidar de si mesmo, dos outros e do planeta nos faz viver mais e melhor.

2. OS SETE VILÕES DA SAÚDE

"Curar quando possível; aliviar quando necessário; consolar sempre." HIPÓCRATES

A cada noventa segundos, uma pessoa morre no Brasil em decorrência de doença cardiovascular, segundo dados da Sociedade Brasileira de Cardiologia. São cerca de 350 a 400 mil óbitos por ano. Esses males causam duas vezes mais mortes que todos os cânceres juntos.

As doenças cardiovasculares englobam os males do coração e aqueles relacionados aos vasos sanguíneos. Exemplos são o infarto agudo do miocárdio, a insuficiência cardíaca e o acidente vascular cerebral (AVC ou derrame). Como cardiologista, dediquei minha carreira ao tratamento dessas doenças. Em quase quatro décadas de exercício da medicina, aprendi que é possível evitar muito sofrimento e morte com prevenção. Não nos tornaremos imortais, mas podemos adiar problemas e levar uma vida com mais saúde e satisfação. E é esse conhecimento que procuro passar a meus pacientes e que aqui apresento.

Há sete grandes fatores que influenciam o nosso risco de desenvolver doenças cardiovasculares, mas não apenas elas. Esses fatores podem mudar, para o bem ou para o mal, nosso bem-estar físico e mental. Nem sempre damos importância a eles porque, na maioria das vezes, são sorrateiros e não produzem sintomas. Prejudicam em silêncio, e, quando nosso corpo pede socorro, os danos já estão feitos. Por isso, os chamo de vilões.

Eles são sete:

- hipertensão arterial;
- diabetes (elevação do açúcar no sangue);
- alteração das gorduras no sangue (colesterol e triglicerídeos);
- sobrepeso e obesidade;
- inatividade física (sedentarismo);
- tabagismo;
- histórico familiar (casos de infarto do miocárdio na família antes dos 55-60 anos de idade).

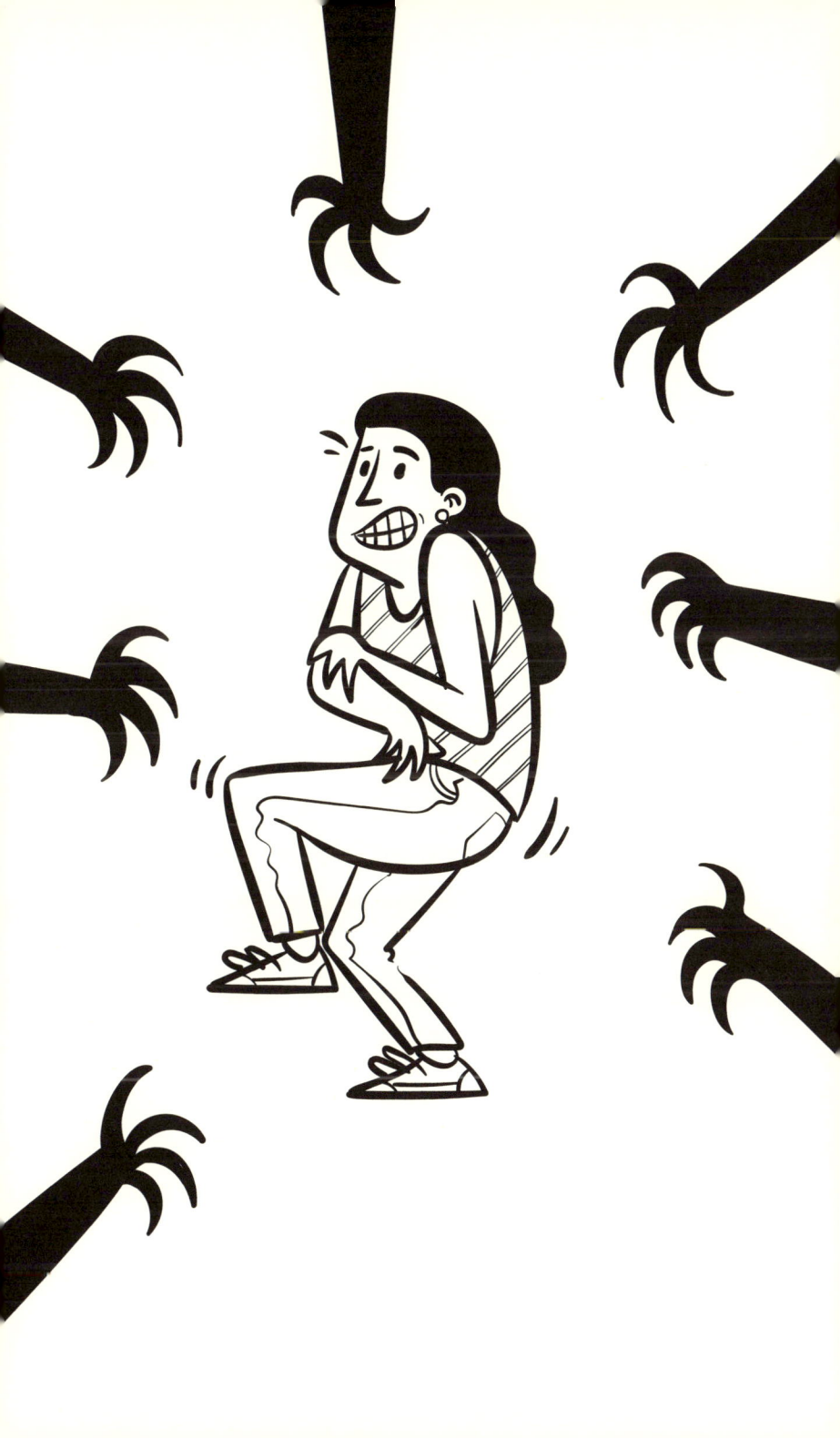

Apesar de silenciosos e em geral assintomáticos, os seis primeiros são fáceis de medir e avaliar. É possível determinar os níveis de pressão arterial, glicose, colesterol, peso, grau de condicionamento físico, carga tabágica e o índice de massa corporal.

Uma pessoa com colesterol alto, glicose acima dos limites normais ou gordura acumulada não sente nada. Sua pressão pode estar elevadíssima e ela não percebe. Quando os sinais surgem, a doença pode estar avançada e grave. Por isso, esses fatores de risco são vilões silenciosos e perigosos.

A avaliação do histórico familiar, o sétimo vilão, é complexa. Eu mesmo sou um exemplo disso. Meu pai morreu aos 55 anos de infarto do miocárdio. Mas minha mãe teve uma vida longa, faleceu aos noventa anos, em decorrência de uma pneumonia. Será que tenho propensão a problemas cardíacos como o meu pai ou não sou portador de qualquer problema hereditário associado a riscos desse tipo, a exemplo de minha mãe? Estou convencido de que num futuro próximo os testes genéticos serão mais baratos e precisos, e será possível avaliar dados ligados à genética de uma série de doenças.

O fato é que é possível definir a probabilidade de uma pessoa ter doença cardiovascular por meio da avaliação desses fatores de risco. E hoje em dia existem até mesmo sites, como o da Sociedade Brasileira de Cardiologia, que permitem calcular o risco de adoecer de distúrbios cardiovasculares.

Mas você talvez esteja se perguntando: se conhecemos os vilões e podemos preveni-los, por que tanta gente adoece e morre?

Há em nossa vida uma série de obstáculos. Alimentação e estilo de vida, problemas financeiros, desemprego, estresse, poluição, desigualdade social, problemas familiares. Mas, a meu ver, tão importante quanto avaliar essas causas é tornar a saúde uma prioridade. Temos que ouvir o filósofo Schopenhauer: "Saúde não é tudo, mas tudo sem saúde é nada."

Vamos aos vilões.

Primeiro vilão. Pressão alta

A medicina a chama de hipertensão arterial sistêmica (HAS), mas para a maioria de nós é simplesmente pressão alta. Ela é sistêmica porque, além do aparelho cardiovascular, afeta diversas partes do organismo. A hipertensão pode atingir a circulação, a visão, os rins etc. A Sociedade Brasileira de Cardiologia considera uma pessoa hipertensa a que apresenta pressão arterial sistólica maior ou igual a 140 mmHg ou diastólica maior ou igual a 90 mmHg.

É um pouco mais comum em homens. E quanto mais idade, maior o risco de vir a ter hipertensão. Estudos no Brasil mostram que quase 60% da população com mais de sessenta anos sofre de pressão alta. As principais complicações da hipertensão arterial são o acidente vascular cerebral (derrame), o infarto agudo do miocárdio e a doença renal crônica.

A hipertensão não tem cura na maior parte dos casos, mas é possível controlá-la, e, com isso, os pacientes podem ter uma vida normal. Entretanto, cerca de 50% dos pacientes não apresenta qualquer sintoma, e isso faz com que muita gente relute em aderir ao tratamento. Em outros casos, o paciente começa a tomar os remédios e depois os suspende, por não estar sentindo mais nada ou por achar que ficou curado com o uso temporário dos medicamentos. É uma perigosa ilusão.

No Brasil, para cada dez hipertensos, apenas três apresentam a pressão arterial controlada em níveis adequados. Médicos e pacientes devem andar juntos para mudar essa realidade. A pressão alta é uma doença crônica, precisa ser controlada. Uma vez diagnosticada, devemos nos conscientizar de que o cuidado e a atenção com ela serão contínuos. Contudo, nem sempre só com medicamentos.

Uma das causas de hipertensão de difícil controle é a apneia do sono. Esta possibilidade deve ser considerada nos pacientes que estão sempre cansados, com sonolência diurna, que roncam ou têm paradas respiratórias ao dormir.

As medidas comportamentais são muito importantes e algumas vezes suficientes para controlar a doença, sem necessidade de remédios. Essas medidas incluem a redução do consumo de sal (nada além de cinco gramas por dia), o controle do peso, beber pouco álcool (o limite é uma taça de vinho ou drinque ao dia), dormir bem, não fumar, praticar atividades físicas regulares (cinco vezes por semana), técnicas de respiração lenta, como meditação, e controlar o estresse e a ansiedade.

Importante ressaltar que, caso a pressão arterial não seja controlada por medidas comportamentais, as medicações devem ser tomadas, orientadas por um médico.

Não custa repetir: prevenção e tratamento precoce são fundamentais. O acompanhamento médico regular e a medida rotineira da pressão arterial são essenciais para a detecção da doença em fases iniciais. Esse vilão pode e deve ser controlado.

Segundo vilão. Amargo açúcar

O diabetes mellitus afeta cerca de dez milhões de brasileiros e causa outros problemas além do conhecido aumento da glicose no sangue. A doença pode acometer diferentes partes do organismo, resultando em perda de visão, problemas renais, amputações das pernas, derrames e infarto. Além disso, uma pessoa com diabetes precisa dar atenção especial ao coração. Estudos mostram que até 80% dos pacientes com diabetes tipo II morrem de complicações relacionadas a problemas cardíacos. A Sociedade Brasileira de Diabetes considera diabético o indivíduo com glicemia de jejum maior ou igual a 126 mg/dl, ou hemoglobina glicada maior ou igual a 6,5 mg/dl ou teste oral de tolerância a glicose com glicemia acima de 200.

Mas o que é exatamente essa doença? O diabetes se caracteriza pela dificuldade do corpo em produzir ou regular o funcionamento da insulina, o hormônio que controla o metabolismo da glicose. No diabetes tipo I, pouca ou nenhuma insulina é produzida. Já no tipo II, o mais comum, o hormônio é produzido, mas o organismo tem dificuldade em utilizá-lo de maneira adequada.

Como a hipertensão, o diabetes é um vilão silencioso. Uma pessoa com diabetes pode ficar muitos anos com níveis elevados de açúcar no sangue e não apresentar quaisquer sintomas. Isso dificulta o tratamento e muitas vezes a doença é diagnosticada devido às complicações.

Uma das complicações mais comuns do diabetes tipo II é quando o descontrole nas taxas de glicose no sangue leva à produção de substâncias tóxicas para o revestimento dos vasos sanguíneos. Essas substâncias causam inflamação e formação de placas de aterosclerose, ou seja, placas de gordura nas artérias: que podem ser responsáveis pelo entupimento dos vasos. Esse é um motivo relevante para que todo paciente diabético seja considerado de alto risco para doenças cardiovasculares.

Apesar disso, dados brasileiros mostram desconhecimento da ligação entre o diabetes e os problemas cardiovasculares, inclusive entre os diabéticos. E a falta de informação mata. Nesse caso, mata do coração.

Para reverter esse quadro, são necessárias mais campanhas, compartilhamento de conteúdo de qualidade e muita conversa no consultório. O diagnóstico é simples e feito por um exame de sangue comum, e o tratamento deve ser iniciado logo. A correção das taxas de açúcar no sangue reduz bastante o risco de complicações da doença e possibilita ao paciente uma vida normal.

O tratamento tem início com uma mudança no estilo de vida, orientação nutricional, atividade física regular, controle do peso e medicações. Em alguns casos, é necessária a utilização de insulina. Entretanto, assim como no caso da hipertensão arterial, por vezes, apenas com as modificações no estilo de vida já é possível obter resultados surpreendentes, sobretudo quando a doença é diagnosticada precocemente.

Terceiro vilão. Gorduras em toda parte

O problema é grave e o nome não ajuda, mas as dislipidemias — os distúrbios de elevação dos níveis de gorduras — são o nosso terceiro vilão. Elas incluem principalmente os colesteróis. Em níveis normais, essas substâncias são importantes. Mas o excesso de colesterol é um fator que aumenta o risco de doenças cardiovasculares.

Em níveis normais, o colesterol está associado à produção de hormônios, à absorção de vitaminas e é fonte de energia. Existem, entretanto, alguns tipos de colesterol que facilitam a formação de placas de gordura: esses são chamados de "colesterol ruim" (LDL). Já outros evitam esse acúmulo e são conhecidos como "colesterol bom" (HDL). Os problemas aparecem quando os níveis do LDL estão elevados ou os do HDL estão baixos.

E quais são os principais sintomas do colesterol alto? Nenhum! E esse é um importante agravante quando falamos da dislipidemia. Uma pessoa pode passar anos com colesterol alto, acumular placas de gordura nos vasos sanguíneos e apresentar como primeiro sintoma um infarto fulminante. O verdadeiro vilão, silencioso, passa incólume.

Parte do colesterol do nosso sangue é produzida pelo nosso organismo e outra é obtida pela alimentação. Por isso, para evitar que ele se acumule, devemos ter alguns cuidados. Alimentação saudável é essencial. É preciso aumentar o consumo de alimentos ricos em fibras, como cereais, grãos, frutas e legumes, e reduzir a ingestão de frituras, alimentos industrializados e gorduras, em especial as saturadas. Costumo dizer aos meus pacientes que para uma alimentação saudável devemos "desembrulhar menos e descascar mais". Atividade física regular também é recomendada para reduzir os níveis de gordura no sangue. O cigarro é outro agravante da doença e também deve ser abandonado. Entretanto, mesmo com todas as mudanças nos hábitos de vida, podem ser necessários remédios. As estatinas são os medicamentos mais utilizados para esse fim. E para aumentar os níveis de HDL, o remédio mais recomendado é atividade física regular.

Outras drogas podem ser empregadas, como o ezetimibe e os chamados inibidores de PCSK9. Estes são anticorpos monoclonais, aplicados de forma subcutânea, recomendados em raras situações. Exemplos são os casos de pessoas intolerantes às estatinas ou com hipercolesterolemia familiar, uma doença hereditária que provoca níveis elevados de colesterol.

Quarto vilão. Um problema mundial

Nosso quarto vilão é bem visível, mas, ainda assim, não é encarado com a necessária seriedade. A obesidade e o sobrepeso se tornaram uma epidemia no Brasil e em muitos países. Chamamos de sobrepeso valores do índice de massa corpórea (IMC = peso dividido pela altura ao quadrado) superiores a 25. Uma pessoa é obesa quando seu IMC está acima de 30.

O Brasil tem alguns dos piores números do planeta no que diz respeito a obesidade e sobrepeso. Dados do Instituto Brasileiro de Geografia e Estatística (IBGE) divulgados em outubro de 2020 e referentes a 2019 revelam uma situação dramática. Um em cada quatro brasileiros é obeso e nada menos que 60,3% da população acima dos dezoito anos têm sobrepeso. Destes, 62,6% são mulheres e 57,5%, homens. O percentual de brasileiros obesos com mais de vinte anos mais do que dobrou entre 2003 e 2019. O Brasil está acima do peso e a saúde sofre com isso.

Há vários motivos para a epidemia de obesidade. O padrão alimentar mudou. Há mais oferta de alimentos. Mas quantidade não é sinônimo de qualidade, e a qualidade piorou, por numerosos motivos. A rotina cada vez mais voltada para a carreira profissional e o trânsito das cidades piorando ano a ano, resultando em menos tempo disponível para cuidar de si, fizeram com que o brasileiro modificasse seus hábitos alimentares e incorporasse comportamentos pouco saudáveis. É comum ver pessoas comendo sozinhas, fazendo refeições rápidas, ingerindo muitos alimentos ultraprocessados.

O custo mais elevado dos alimentos minimamente processados diante dos ultraprocessados, a necessidade de fazer refeições em locais onde não são oferecidas opções saudáveis de alimentação e a exposição intensa à publicidade de alimentos não saudáveis também contribuem enormemente para a obesidade. Para que o leitor entenda, podemos dividir os alimentos em minimamente processados, processados e ultraprocessados. Os minimamente processados são alimentos *in natura* que foram submetidos a processos de limpeza, remoção de partes não comestíveis ou indesejáveis, fracionamento, moagem, secagem, fermentação, pasteurização, refrigeração, congelamento e processos similares que não envolvam agregação de sal, açúcar, óleos, gorduras ou outras substâncias ao alimento original, como frutas, verduras e legumes higienizados, lentilha, feijão, café e outros. Os alimentos processados adicionam substâncias extraídas e purificadas pela indústria a partir de alimentos *in natura* ou obtidos direto da natureza, a fim de produzir ingredientes culinários para a indústria de alimentos ou para o consumidor final. Os processos utilizados são: pressão, moagem, refino, hidrogenação e hidrólise, utilização de enzimas e aditivos. Estes processos são diferentes daqueles utilizados na obtenção de alimentos minimamente processados, porque mudam radicalmente a natureza do alimento original. Como exemplo: amidos e farinhas, óleos e gorduras, sais, adoçantes, ingredientes industriais, tais como frutose, xarope de milho, lactose e proteína de soja. Por último, o grupo mais nocivo para a saúde, os ultraprocessados. São aqueles que estão prontos para consumo, necessitando de aquecimento ou não. Formulações industriais feitas inteira ou majoritariamente de substâncias extraídas de alimentos (óleos, gorduras, açúcar, amido, proteínas), derivados de constituintes de alimentos (gorduras hidrogenadas, amido modificado) ou sintetizadas em laboratório, com base em matérias orgânicas, como petróleo e carvão (corantes, aromatizantes, realçadores de sabor, e vários tipos de aditivos usados para dotar os produtos de propriedades sensoriais atraentes). Os exemplos são: bolos, pães industrializados, biscoitos, salgadinhos, refrigerantes, etc.

Estudo publicado na revista *Circulation* (2021) por Dong D. Wang e colaboradores avaliou o padrão nutricional de 66.719 mulheres entre os anos de 1984-2014 e de 42.016 homens no período de 1986-2014 e concluiu que a ingestão de cinco porções de frutas e vegetais por dia reduziu a mortalidade em geral, e também a por doenças cardiovasculares e câncer. Evitar alimentos industrializados e ultraprocessados e incluir na sua rotina uma atividade física regular são atitudes fundamentais para uma vida saudável.

A combinação de alimentação desregrada com vida sedentária aumenta em muito o risco de doenças cardiovasculares. O aumento de casos de obesidade no Brasil e no mundo está diretamente relacionado com o aumento de hipertensão e diabetes. Além disso, má alimentação e sedentarismo resultam também em problemas articulares, apneia do sono e disfunção sexual.

Posto o problema, vamos discutir as soluções. Individualmente, o tratamento da obesidade requer determinação e comprometimento por parte do paciente e depende de uma reeducação alimentar associada à prática de exercícios físicos regulares. Em casos mais graves, o tratamento cirúrgico é uma opção, sendo essencial o acompanhamento multidisciplinar com médicos, nutricionistas e psicólogos, uma vez que quase 25% dos pacientes submetidos à cirurgia para redução de peso (bariátrica) voltam a engordar. De forma coletiva, é necessário repensar as políticas públicas, com medidas que estimulem o consumo de alimentos saudáveis.

Quinto vilão. Sedentarismo

"A melhor prevenção é a prática de exercício físico." A frase parece contemporânea, mas é do século XVI, proferida pelo médico italiano Jerônimo Mercurial, e continua sendo verdadeira.

O sedentarismo, um vilão antigo e conhecido, é o maior problema de saúde pública atualmente. Ainda assim, muita gente se entrega a ele sem qualquer resistência.

A dose recomendada de exercício aeróbico é de no mínimo 150 minutos de atividade moderada ou de 75 minutos de atividade intensa por semana, embora saibamos que se aumentarmos a dose os benefícios serão ainda maiores. De uma maneira prática, consideramos o exercício intenso aquele em que temos dificuldade para falar, no moderado podemos falar, mas não é confortável, e no leve falamos confortavelmente. Segundo a OMS, 70% da população mundial pode ser classificada como tendo atividade física insuficiente. Alguns cientistas especulam que talvez seja por termos uma inata tendência à preguiça, dos tempos do homem da pré-história, que precisava coletar e caçar a própria comida e para quem poupar esforço era bônus de energia.

O ganho de peso resultante do sedentarismo não é um problema estético. A gordura em excesso traz muitos problemas. O funcionamento da insulina, hormônio regulador do açúcar no sangue, é afetado pelo acúmulo de gordura, aumentando a ocorrência de diabetes e desregulando o equilíbrio das gorduras e do colesterol. A capacidade do coração de bombear o sangue para as células é reduzida, levando aos órgãos menos nutrientes e oxigênio. Com isso, as artérias se contraem mais, elevando a pressão arterial, que traz consigo os riscos associados, como infarto e AVC. O sistema de sustentação do nosso corpo, composto por ossos e articulações, fica mais frágil pelo pouco uso, elevando o risco de osteoporose e fraturas.

Não tem jeito. Precisamos fazer atividade física regular. E ela deve ser incentivada desde a infância e idealmente orientada por algum profissional. Em especial, nos idosos e pessoas que estão paradas há muito tempo. A atividade física reduz até 50% a incidência de doenças como hipertensão arterial, diabetes e câncer de mama. É uma ótima aliada no tratamento de transtornos de ansiedade e depressão, melhora o sono e a concentração.

Na prática, devemos reduzir ao máximo nosso tempo de inatividade. Existe relação direta, por exemplo, entre o tempo que uma pessoa fica sentada durante o dia e o aumento da pressão arterial. A sugestão dos estudos é de que, para cada trinta minutos sentada, a pessoa se levante por pelo menos cinco minutos para reduzir ao máximo o tempo diário de inatividade.

Quando um paciente chega ao consultório e observamos sua dificuldade em levantar da cadeira, seu fraco aperto de mão, sua dificuldade para caminhar, verificamos estar diante de um indivíduo frágil, portador de uma insuficiência física, que pode comprometer sua qualidade de vida e autonomia no futuro.

Para viver mais e melhor é preciso se mexer.

Sexto vilão. Sinais de fumaça

O cigarro é tóxico. Contém mais de quatro mil substâncias químicas, muitas delas cancerígenas, provoca dependência física, química e psicológica, e a nicotina é um dos principais motivos dessa dependência. Quanto mais se fuma, mais o corpo sente a necessidade de consumir o cigarro. E a fumaça do cigarro é absorvida pelos pulmões e rapidamente ativa uma parte do cérebro responsável pela sensação de prazer e bem-estar. Dessa forma, o fumo gera um ciclo vicioso e letal.

Cerca de um bilhão de pessoas no mundo fuma, ou seja, um sétimo da população mundial. Considerado pela OMS a principal causa de morte evitável, o tabagismo mata oito milhões de pessoas por ano. No Brasil, os fumantes são 10% da população acima de dezoito anos.

O tabagismo tem estreita relação com doenças cardiovasculares, enfisema pulmonar e tumores — o cigarro é responsável por 90% de todos os cânceres de pulmão. A queima do tabaco agride o organismo tanto pela produção de substâncias tóxicas, como o alcatrão, quanto pelo efeito físico do calor e da combustão. Mas este, definitivamente, não é um vilão silencioso. O tabagismo tem um efeito devastador. Além de impotência, osteoporose e cansaço progressivo, o cigarro provoca manchas e ressecamento da pele, escurecimento dos dentes e gengivas, mau hálito e ressecamento do cabelo.

O cigarro também traz prejuízo para as pessoas à volta do fumante. Um terço da fumaça é inalado pelo fumante, mas os dois terços restantes são lançados no ambiente. Pessoas que habitam os mesmos lugares e inalam essa fumaça correm duas vezes mais risco de ter doenças pulmonares. Filhos de pais fumantes correm riscos 50% maiores de desenvolver alguma doença crônica, como asma ou bronquite.

Eliminar o cigarro é um desafio, e é o próprio fumante que define o melhor momento de fazer isso. Costumo dizer aos meus pacientes que querer parar de fumar é a primeira e uma das mais importantes decisões nessa batalha, pois será preciso ter força de vontade, perseverança e pensamento positivo. O momento de fazer essa escolha também é importante — o ideal é que o paciente não esteja passando por momentos difíceis, tanto pessoal quanto profissionalmente, para começar o processo. Evitar situações que remetam ao ato de fumar, definir estratégias para driblar a vontade súbita e intensa do cigarro (a famosa "fissura") com chicletes e adesivos de nicotina e introduzir medicamentos que auxiliem nesse percurso são outros passos fundamentais para a interrupção.

Um dos incentivos para parar de fumar é saber quais são os benefícios a longo e curto prazo. A longo é a mais do que repetida reconquista da saúde, com a prevenção de doenças letais. Mas existem benefícios quase imediatos, que começam poucos minutos após o último cigarro. Vinte minutos após o fumo, a pressão arterial e a pulsação voltam ao normal. Após duas horas, a nicotina já foi eliminada do sangue. Depois de oito horas, os níveis de oxigênio no sangue normalizam. E o fluxo positivo prossegue. Após dois dias sem fumar, olfato e paladar se tornam mais aguçados. Passadas três semanas, o ex-fumante já nota melhora na respiração. Finalmente, transcorridos dez anos após o último cigarro, o risco de sofrer um infarto já se iguala ao de quem nunca fumou.

Também vale lembrar que o tabagismo custa caro. Fumar um maço de cigarros por dia no Brasil custa ao fumante cerca de 3 mil reais por ano. Alguém que fume um maço por cinquenta anos gastará quase 140 mil reais, apenas com o cigarro em si. Uma empresa americana de finanças pessoais chamada WalletHub calculou o custo levando em consideração, além do preço do cigarro, os gastos com saúde, e a conclusão é que o custo do tabagismo para um americano que fumou durante toda a vida foi de impressionantes 2,3 bilhões de dólares.

Dados de 2020 da OMS revelam que o Brasil é o segundo país que vem tendo mais êxito na redução do número de fumantes. Mas a guerra não está ganha. As indústrias tentam lançar o fumo com outra "cara". Há cigarros com sabor e também os eletrônicos, na tentativa de atrair o público mais jovem. Não podemos nos deixar enganar pela nova face de um velho inimigo.

Sétimo vilão. Herança indesejável

A hereditariedade, a herança genética de nossos ancestrais, por vezes pode nos trazer um risco aumentado de doenças. Conhecer o histórico de saúde da família é muito importante para prever e evitar adoecimento.

O conhecimento, entretanto, não é uma condenação. Ao contrário. Pode ser um aliado para descobrir a tempo um problema e impedir que ele se agrave. Ter um parente com problema de coração, por exemplo, não fará com que você desenvolva a mesma doença; significa apenas que talvez esteja sujeito a um maior risco e que deve se prevenir.

Pessoas de uma mesma família compartilham não só genes, mas, muitas vezes, hábitos e estilo de vida. Dar atenção às doenças dos seus parentes faz com que você tome medidas de prevenção, tenha uma maior vigilância e muitas vezes receba um diagnóstico precoce.

Um pai que infarta com menos de 55 anos de idade representa um importante fator de risco para que algo parecido acometa seus filhos, independentemente do grau de sedentarismo, tabagismo ou outra doença que eles possam ter. Da mesma forma, a filha de uma mulher que teve câncer de mama precisa realizar exames e acompanhar seu estado de saúde, para prevenir um quadro semelhante, uma vez que, dependendo do tipo de tumor, esse risco aumenta bastante.

Predisposição a ter determinadas doenças em função da hereditariedade é um dos poucos vilões da nossa saúde que não podemos eliminar. Mas com um estilo de vida saudável é possível retardar ou até mesmo mudar o curso do destino. James Watson, um dos descobridores da estrutura do código genético, teria proferido uma frase que define bem a questão: "Predisposição não significa predeterminação." Estruturar um histórico da família atualizado e informar ao médico e familiares é importante e uma boa maneira de manter os parentes protegidos.

Volto aqui à minha própria história. Como disse, meu pai morreu em decorrência de um infarto do miocárdio aos 55 anos. Sabendo disso e como profissional de saúde, redobrei minhas atenções e procurei cultivar bons hábitos e fazer boas escolhas. Isso inclui não fumar, manter um peso saudável e fazer atividade física regularmente. Aos cinquenta anos, decidi fazer um exame chamado angiotomografia de artérias coronárias e descobri um pequeno entupimento — de 30% — numa artéria do coração. Intensifiquei meus cuidados e após cinco anos repeti o exame. Houve uma redução do grau de entupimento. A mensagem é: se tiver histórico familiar de câncer ou doença cardiovascular, procure um médico, faça os exames necessários e não se deixe abater por um histórico familiar ruim.

Vilões derrotados

Os vilões são muitos, mas a vitória está ao nosso alcance. Com exceção do histórico familiar, todos os vilões ou fatores de risco dependem do nosso cuidado e podem ser evitados, se dedicarmos um pouco de tempo ao nosso bem maior, o bem-estar. Outros vilões importantes, como poluição e os fatores emocionais, serão abordados em capítulos à parte.

Um estudo muito interessante realizado pela Universidade de Harvard, e publicado na revista médica *Circulation*, avaliou a importância de cinco hábitos saudáveis na expectativa de vida: não fumar; ter uma dieta balanceada e variada, com pouca gordura saturada, pouca carne vermelha e pouco açúcar; manter o índice de massa corpórea entre 18,5 e 25; realizar exercício físico regularmente por pelo menos trinta minutos por dia; e ter consumo moderado de álcool, não mais que uma taça de vinho por dia, por exemplo. O estudo concluiu que quem adotou os cinco hábitos de forma simultânea e contínua reduziu de forma substancial o risco de morte, aumentando a expectativa de vida em mais de dez anos.

Homens de cinquenta anos com expectativa de vida de 76 anos, ao adotar os cinco hábitos de forma contínua, passaram a viver, em média, até os 88 anos. Já as mulheres que tinham expectativa de vida de 79 anos, ao implementar todos os hábitos em sua vida, passaram a viver até os 93 anos. O trabalho mostrou ainda que quanto maior o tempo de "vida saudável", maior o impacto na expectativa de vida dessas pessoas.

Mas as pessoas não devem ficar presas num ciclo vicioso de maus hábitos, pensando que é tarde demais para mudar. Porque, ao contrário do que muitos acreditam, existe benefício com essa mudança de hábitos independentemente de quando se inicie a transformação. O esforço será recompensado, trará frutos a longo prazo e possibilitará não só viver mais, como viver com qualidade, o que vejo como determinante e principal atrativo para o cuidado com a saúde. A saúde vem em primeiro lugar, e ela é resultado do estilo de vida que você adota.

O estilo de vida pode criar um problema ou uma solução. A cada dia, a escolha é sua. Como você escolhe viver?

Para não esquecer:

▶ Um estilo de vida saudável é a melhor estratégia para prevenção de doenças. Ele permite que tenhamos uma vida longa, com saúde, autonomia e qualidade.

▶ Muitos vilões ou fatores de risco, como diabetes, hipertensão arterial, sobrepeso e tabagismo, são silenciosos. Precisamos estar vigilantes.

▶ Quem tem histórico familiar desfavorável para uma determinada doença deve procurar aconselhamento médico e fazer prevenção mais intensiva.

▶ Escolhas são determinantes. Como disse Pablo Neruda: "Você é livre para suas escolhas, mas é prisioneiro de suas consequências."

3. PARE DE REPETIR "NÃO TENHO TEMPO"

"A lei da mente é implacável: o que você pensa, você cria. O que você sente, você atrai. O que você acredita torna-se realidade." BUDA

Nos capítulos anteriores, listamos os sete vilões dos quais precisamos fugir, custe o que custar. A partir de agora, conversaremos sobre alguns dos comportamentos, hábitos e fatores de risco — não encontrar tempo para si, emoções negativas, poluição, excesso de mundo virtual — que, se não evitados a tempo, podem nos levar direto para os braços desses inimigos. Um costume muito difundido atualmente na sociedade é não conseguir separar na agenda um tempo para você e sua saúde.

A queixa que mais ouço dos meus pacientes é: "Não tenho tempo!" Curiosamente, essa frase tem muito a ver com outra que já virou clichê, de tão repetida — "tempo é dinheiro" —, cunhada pelo genial Benjamin Franklin. Essa frase reforça a importância do tempo como gerador de riqueza. Mas, levada ao extremo, adoece nossa sociedade.

Gosto de dizer aos meus pacientes que a saúde e o tempo caminham juntos e são os nossos maiores patrimônios. Assim como o dia, que dura 24 horas e, independentemente de quão rica a pessoa seja, não pode ser estendido, a saúde não está à venda. É impossível comprar tempo para cuidar de nós mesmos.

Apesar de o tempo no relógio ser igual em todo o mundo, nossa percepção de tempo varia. Ela se transforma com a idade e também ao sabor de nossos gostos. Os mais jovens imaginam dispor de todo o tempo do mundo, ao passo que os mais velhos sentem que não podem perder nem mais um minuto. Fazer coisas desagradáveis transforma minutos em eternidade. E o contrário também é verdade. O que não muda é a sensação de falta de tempo.

A psicóloga Marilda Lipp diz que nossa sociedade pensa que uma "pessoa bem-sucedida é aquela bastante ocupada". Assim o ócio ganha um sentido negativo e ruim. Mas ócio não é preguiça. Precisamos dele, na dose certa. Corpo e mente necessitam de pausas para recarregar as baterias.

Como não é possível esticar ou comprar o tempo, nem só fazer coisas de que gostamos, a solução para esse dilema cotidiano está em saber priorizar. Precisamos usar o tempo de forma criteriosa, pois ele é finito e não volta. Planejar-se, não desperdiçar tempo com coisas desnecessárias, delegar tarefas no trabalho e em casa, fazer escolhas com sabedoria e equilíbrio são estratégias importantes.

O trato diário com meus pacientes me provou que quando realmente se tem vontade é possível encontrar tempo. São pessoas que não faziam atividade física, porque a agenda estava sempre ocupada, mas, após sofrerem um infarto, mudaram. De uma hora para outra, acharam todo o tempo necessário para se exercitar. O que mudou não foi a natureza do trabalho. Foram as prioridades. Esses pacientes fizeram escolhas diferentes.

Mas ninguém precisa viver um drama, como um infarto, para decidir usar bem o tempo. Qualquer momento é um bom momento para se começar. E todos podemos viver melhor empregando com sabedoria o tempo de que dispomos. E o começo de tudo está no planejamento.

Planejar poupa tempo. Digamos que desejemos viajar para um lugar de praia num feriado. Podemos simplesmente arrumar as malas e ir, sem pensar em um horário. Mas também podemos pesquisar para descobrir se as estradas estão engarrafadas. Isso significará evitar que uma tranquila viagem de duas horas se transforme num martírio de seis. E ainda podemos usar as quatro horas que seriam perdidas para aproveitar a praia, ler um livro ou ficar só de pernas para o ar.

A frase "não tenho tempo" é a resposta que mais escuto dos meus pacientes para diversas perguntas: tem feito exercícios, lido livros, viajado ou tirado férias? Minha primeira sugestão é retirar a palavra "não" da resposta. Digo que devem estabelecer prioridades, planejar mais e aprender a renunciar a algumas coisas. Disciplina também é fundamental. Outra dica é identificar os "sequestradores" do nosso tempo: atividades que nos fazem desperdiçar momentos preciosos e poderiam perfeitamente ser deixadas de lado.

Não é possível fazer tudo, mas podemos cumprir com as obrigações sem abrir mão daquilo que gostamos.

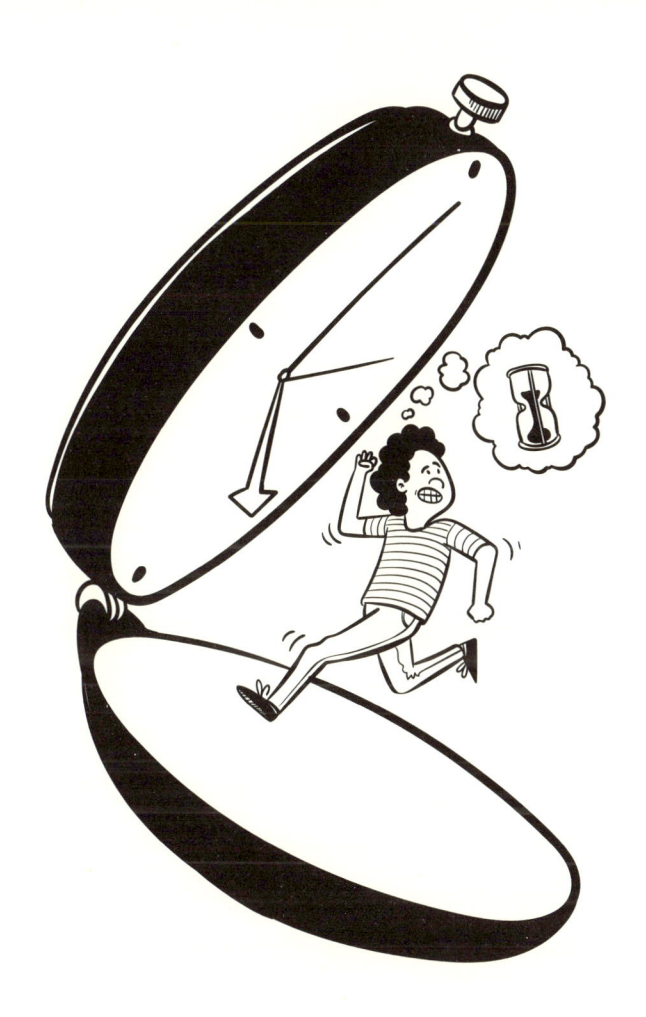

O tempo certo

Classifico o tempo em dois tipos: o de preferência e o de prioridade. O tempo-preferência diz respeito a tudo aquilo que nos faz sentir bem. São as horas que usamos para descansar, para hobbies ou em atividades prazerosas. Mal sentimos esse tempo passar. Este é o tempo ditado pelo coração, o tempo de emoções. Já o tempo-prioridade está relacionado ao nosso cérebro, à razão. São os momentos que usamos no deslocamento, para trabalhar, fazer a declaração do imposto de renda ou desenvolver uma apresentação.

Esses dois tipos de tempo são fundamentais em nossas vidas. O que tem acontecido, porém, é que vivemos para as prioridades e nos esquecemos do tempo-preferência, os momentos para fazermos aquilo que realmente gostamos ou até mesmo para não fazer nada.

Mas como liberar horas para nossas preciosas pausas? Primeiro, é preciso estabelecer nossas prioridades. Em seguida, planejamos como faremos aquilo que realmente importa. Com metas estabelecidas, precisamos de disciplina para cumpri-las. E foco para evitar situações que nos desviem de nossos objetivos. Também ajuda muito aprender a delegar as tarefas, tanto as do trabalho quanto as domésticas. Não podemos fazer tudo sozinhos. Acabamos sobrecarregados e sem tempo. Delegue e poupe tempo e energia.

Faço aqui um alerta. Muitas pessoas acabam por se autossabotar ao estabelecerem objetivos difíceis de cumprir. Não cometa esse erro. Ele só leva à desnecessária sensação de fracasso e perda de autoestima. Defina metas que possam ser realizadas com ajustes simples na rotina e de forma saudável.

Ricas escolhas

Há uma história atribuída ao bilionário francês Bernard Arnault que ilustra de forma simples o que quis dizer quando iniciei o capítulo afirmando que tempo é patrimônio. Dono de marcas de luxo, como a Louis Vuitton, Arnault é fabulosamente rico. Seu patrimônio foi estimado em cerca de 142 bilhões de dólares no fim de 2020. Nesse mesmo ano chegou a superar em alguns momentos Jeff Bezos, o dono da Amazon, como o homem mais rico do mundo.

Arnault tem dinheiro para gastar no que lhe der na cabeça. Quando lhe perguntaram o que mais gostaria de fazer com seu dinheiro, sua resposta foi magnífica: "Dinheiro, para mim, não é para fazer o que quero, e sim para deixar de fazer o que não quero." Ou seja, ele gasta o dinheiro dele para ter seu tempo-preferência.

Pense em quantos compromissos sociais podem ser evitados. Ou quantas vezes marcamos mais de um evento numa mesma noite e acabamos não aproveitando nenhum. Essas situações deixam evidente a importância de saber dizer não. Muitas vezes para encontrar tempo precisamos dizer não. Nosso tempo é precioso, é vida!

Sequestradores do tempo

Mesmo fazendo sábias escolhas e renunciando a algumas atividades para poder aproveitar outras, há coisas inevitáveis. Perdemos muito tempo no deslocamento, sobretudo nas grandes cidades sem transporte público adequado, como Rio de Janeiro e São Paulo. Infelizmente, nem todos podem escolher onde morar. Mas se for possível se decidir por um bairro mais perto do trabalho, ou com um sistema de transporte melhor, que demande menos trocas de condução, não hesite. Faça tudo que puder de modo a economizar tempo nos deslocamentos.

Outro sequestrador de tempo é a internet. Ela facilitou nossa vida em muitos aspectos e nos liberou tempo. Atividades cotidianas que demandavam horas podem ser feitas em instantes pelo computador. É possível fazer as compras do supermercado sem sair de casa, e com isso economizamos o tempo que perderíamos no deslocamento até uma loja, na fila do caixa e na volta para casa. Fazemos pesquisas rapidamente sem necessitar recorrer a uma biblioteca, demos adeus a filas de bancos. Isso sem falar nas mensagens instantâneas.

No entanto, ela tem armadilhas que devemos evitar para não ver nosso tempo escapando pelos dedos. Mensagens eletrônicas são eficientes, mas checar o e-mail e o WhatsApp a todo instante é desperdício de tempo e atenção. O mesmo vale para bisbilhotar redes sociais, se deixar atrair por anúncios ou participar de numerosos grupos de discussão. As redes sociais são, em tese, meios de conexão, mas em exagero custam horas de isolamento. No fim das contas, a internet pode se tornar uma sequestradora de tempo e tirar mais do que nos dá. Tudo é uma questão de escolha e disciplina.

Tenho um colega médico que costuma dizer: "Como saber se uma tecnologia é boa ou ruim? Caso ela lhe traga tempo é boa, se lhe tomar tempo é ruim."

Mas a internet não é a única sequestradora eletrônica de tempo. A velha TV, agora com uma infinidade de séries e uma interminável grade de programação, está cheia de armadilhas para sequestrar nosso tempo e nossa saúde. Entretidos com programas muitas vezes nem tão bons assim, passamos horas sentados na frente da TV. Deixamos de fazer atividades físicas, ler e manter relacionamentos com os amigos.

Outro sequestrador perigoso é o consumismo. E ele é feroz. Os gastos excessivos decorrentes de compras desnecessárias nos fazem ter que trabalhar mais para pagar as contas. E lá se vai nosso tempo livre, roubado pelo consumismo desarvorado.

A pandemia e o tempo

Há pessoas que, mesmo com boa condição financeira, pensam só em trabalho. Buscam ter ainda mais posses, mas nem sempre conseguirão. É certo, porém, que terão desperdiçado um tempo precioso. Alguns de meus pacientes, já no fim da vida, não escondem o arrependimento de não terem aproveitado mais a convivência com a família, com os amigos e até mesmo se dado o direito de usufruir melhor os bens pelos quais tanto lutaram.

Como tantos outros, eles jamais deram ouvidos à sabedoria popular: "Trabalhe para viver e não viva para trabalhar." O ditado não difere do que pensava Jean-Jacques Rousseau. É dele a frase: "O dinheiro que possuímos é instrumento de liberdade, o dinheiro que perseguimos é instrumento de escravidão."

A pandemia de Covid-19 também afetou a forma como lidamos com o tempo, para o bem e para o mal. Confraternizações, atividades sociais, jogos coletivos e festas se foram. A maior parte das pessoas ficou em casa, de quarentena. O tempo coletivo se tornou individual. Para muitos, isso trouxe ansiedade, estresse e depressão. Mas houve quem tenha aprendido a usar esses momentos para a reflexão, para repensar o uso do tempo, seus valores e sua vida. Parte dessas pessoas descobriu que, afinal, tinha mais tempo para se dedicar ao que realmente importava.

Com ou sem pandemia, é importante manter em mente que, ao fazermos escolhas, devemos reservar um tempo para aquilo que devemos fazer, como o trabalho, e outro para cuidar da saúde, da família, do lazer e até para dormir. Não se esqueça de que você é o presidente da empresa mais importante do mundo: seu corpo!

Para não esquecer:

▶ Tempo e saúde são os maiores patrimônios que você tem. Eles não podem ser comprados e devem ser preservados.

▶ As escolhas certas nos darão tempo para fazer as coisas de que gostamos e aquelas de que precisamos.

▶ Toda vez que falar "não tenho tempo", faça uma reflexão sincera sobre as suas prioridades.

▶ Dedique parte do seu tempo a sua família, seus amigos, seus hobbies e para fazer o que gosta. Também se permita desfrutar um tempo livre, mesmo que seja para não fazer nada.

▶ A internet e as mídias sociais trouxeram muitos benefícios. Mas seu uso exagerado nos rouba tempo, traz ansiedade e angústia.

▶ Seja o presidente da empresa mais importante do mundo: seu corpo.

4. EMOÇÕES E SAÚDE

"Conheça todas as teorias, domine todas as técnicas, mas ao tocar uma alma humana seja apenas outra alma humana."
CARL G. JUNG

Para se ter uma boa saúde é importante ter domínio sobre as emoções. A medicina coleciona exemplos de como a resiliência ou o descontrole emocional impactam nosso corpo, evidenciam ou mascaram doenças. O desafio é saber como reagir de maneira equilibrada a situações negativas, ser forte e resiliente nas dificuldades e não permitir que emoções negativas tomem conta de nossa mente.

Regularmente me deparo no consultório com esse desafio, em suas diferentes facetas. A primeira é a de pacientes cheios de queixas. Esses têm o que chamo de microdoenças, como uma hipertensão arterial leve controlada. Ou seja, são queixas exageradas em relação ao que têm, mas eles sofrem devido a uma percepção inadequada do fato ou a um descontrole das emoções.

Há também um segundo tipo. Pacientes que apresentam poucas queixas e sintomas, mas são acometidos por macrodoenças, como insuficiência renal importante, diabetes e coração cansado. Essas pessoas veem o problema de forma diferente, são mais otimistas ou mais resilientes e sofrem menos com sua doença.

Esses dois tipos são lados opostos de um mesmo problema: como lidamos com as emoções. Emoções negativas e comportamentos ruins afetam nossa saúde como um todo. De maneira geral, uma saúde emocional desregulada pode estar relacionada a problemas cardíacos, cânceres, doenças mentais, recuperação mais prolongada e outros.

Recente posicionamento da Associação Americana de Cardiologia publicado na revista *Circulation*, por Glenn N. Levine e colaboradores, ressalta que fatores psicológicos negativos, como depressão, estresse crônico, ansiedade, raiva, pessimismo e insatisfação com a vida, dentre outros, podem estar relacionados a uma série de problemas de saúde. Como exemplo, o pessimismo pode aumentar a mortalidade por doença coronária em duas vezes, e a ansiedade pode aumentar em até cinco vezes a chance de espasmo das artérias do coração.

Em março de 2021, Margarida foi avaliada através de um cateterismo e constatou-se um entupimento de uma importante artéria do coração. Margarida foi submetida a um implante de um stent para desobstrução do vaso. Uma semana depois ela retornou ao hospital com dor no peito, alteração no exame de laboratório e no ecocardiograma, o que sugeria um infarto ou entupimento do stent. Margarida, eu não sabia, estava passando por uma série de problemas de ordem emocional, os quais naquele dia me confessou. Mas eu não podia ficar na dúvida. Encaminhamos Margarida para um novo cateterismo, que mostrou que o stent estava perfeito. Possivelmente, a ansiedade e o estresse com os problemas pessoais causaram um espasmo, que provocou a dor no peito.

"Somos todos psicossomáticos"

Muitas vezes, observamos pacientes adoecerem após graves problemas pessoais. Em 1963, Pierre Marty, então presidente da Sociedade Francesa de Psicanálise, publicou o artigo "O pensamento operatório". Segundo ele, no pensamento operatório a mente elabora pouco um problema, e assim o corpo, ou o soma, é atingido. Daí o termo somatização. Para a psicossomática, sempre somos afetados pelas situações negativas.

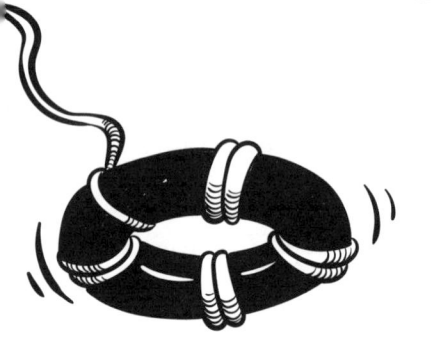

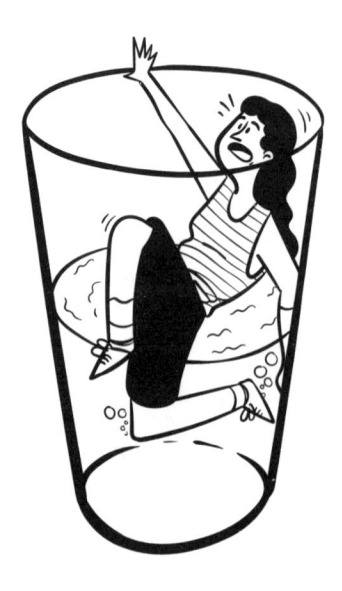

É comum hoje que estejamos ou conheçamos pessoas excessivamente preocupadas. A preocupação está muitas vezes relacionada aos transtornos de ansiedade. Segundo o Instituto Americano de Terapia Cognitiva, cerca de 40% dos indivíduos são "preocupados crônicos", que agem com a sensação de que quanto mais se pensa sobre um determinado assunto que os incomoda, melhor será a solução do problema. Os estudos mostram, no entanto, que esse comportamento dificulta a assimilação cognitiva e provoca excesso de estímulo nas áreas cerebrais responsáveis por controlar o medo e a emoção.

Dinheiro e felicidade

A preocupação com o dinheiro e o trabalho tomam conta da nossa mente. Segundo pesquisa elaborada pela BlackRock em 2019, esses dois assuntos estavam no topo da lista das maiores causas de estresse do brasileiro. Com a mente ocupada com trabalho e dinheiro, acabamos deixando em segundo plano o sentido de nossa vida e os relacionamentos. A vida fica desprovida de objetivos verdadeiros e nossa confiança, abalada. Tudo isso alimenta a ansiedade e o descontrole das emoções.

A relação entre dinheiro e felicidade foi um tema muito discutido na Convenção Anual da Sociedade de Psicologia Social e da Personalidade dos Estados Unidos. Alguns estudos avaliaram como se dá a conexão entre a riqueza e a sensação de bem-estar, o consumo e a satisfação pessoal e o impacto da abundância e da privação na vida das pessoas. Alguns provaram que as pessoas que esperavam por uma experiência, como uma viagem, um passeio, apresentavam maior nível de satisfação e melhor humor do que aquelas que adquiriam objetos físicos. Cabe ressaltar que bens materiais podem ser motivo de comparação, e muitas vezes, após adquirir determinado objeto, ele não é mais tão admirado. Experiências nos marcam mais, são mais difíceis de serem comparadas e esquecidas, cada pessoa vive e é marcado de forma individual por aquele acontecimento.

O filósofo canadense Barry Stroud julga que hoje "as pessoas estão mais ricas, mas a vida está mais pobre". O que ele quer dizer é que hoje em dia as pessoas têm mais acesso a bens materiais, disponibilizados em grande quantidade, a preços cada vez menores, mas, infelizmente, o foco no consumo desses bens e no sucesso profissional faz com que os indivíduos se esqueçam de desenvolver interesses variados, como ler, pintar, escutar música, interagir com a natureza.

Norman Anderson em seu livro *Longevidade emocional* ressalta a importância dos bons relacionamentos sociais em nossa vida; eles nos protegem. Por outro lado, a solidão pode ser tóxica.

Afastadas de relações e atividades tão essenciais ao bem-estar, as pessoas acabam frustradas, infelizes e com dificuldade para lidar com as próprias emoções. Pior ainda, a pessoa deixa de se sentir senhora de si, o que é um fator muito relevante para o estresse e a ansiedade. Pesquisadores ingleses do Centro Internacional de Saúde e Sociedade observaram que a principal diferença entre pessoas muito ou pouco estressadas não consiste em fatores genéticos ou psíquicos, mas na sensação do indivíduo se sentir autônomo e dono do próprio destino. Ou seja, a ciência já provou que o ser humano precisa se sentir capaz de tomar decisões em relação à própria vida e de utilizar o próprio tempo, e isso tem muito a ver com nosso autocuidado.

Pare, pense e respire

É muito importante enfrentar dificuldades evitando se deixar tomar pela impotência. Um estudo recente da Universidade Rutgers, em Nova Jersey, mostrou que indivíduos que se sentem capazes de resolver problemas e enfrentar adversidades são mais propensos a insistir na realização dos seus objetivos.

Esse recurso emocional das pessoas que conseguem perseguir seus desejos independentemente das dificuldades pode ser chamado de resiliência psicológica.

Resiliência é um termo empregado pela física para definir a resistência dos materiais, e na psicologia indica a capacidade de suportar as dificuldades, sem deixar que elas sejam o centro da existência.

O psicólogo Peter Gollwitzer, da Universidade de Nova York, em suas pesquisas sobre motivação, demonstrou que o primeiro passo para a resiliência é determinar o que se pretende alcançar. Com base em seus estudos, ele desenvolveu uma estratégia chamada "se/então", que ajuda na realização de objetivos: "Se acontecer algo, então tomarei determinada ação." Essa atitude mental estimula o indivíduo a criar metas reais e estratégias racionais.

Muitas vezes, no entanto, não é possível mudar a maneira de pensar e isso acaba se tornando um empecilho para a realização de objetivos. Nesses casos, a ajuda de um profissional experiente é muito importante, para que os contratempos e as mudanças não sejam vistos com caráter punitivo, mas enfrentados com calma e flexibilidade.

Quantas vezes você se deparou com a frase "viva o momento" — o *carpe diem*, de Horácio — e pensou consigo mesmo "Isso é impossível!"? A constante preocupação com o futuro pode tornar inviável imaginar a possibilidade de viver o presente.

Técnicas de meditação se tornaram populares — e, acredito, eficientes — e têm auxiliado muitas pessoas a se voltarem mais para si mesmas, tornando-se mais resilientes e menos vulneráveis a emoções negativas. Uma delas é a de Mindfulness, cujo objetivo é focar os pensamentos, as emoções e as reações no tempo presente. É uma ferramenta simples para retomar o contato com os desejos mais internos de paz e satisfação.

Com alguns passos simples, você pode tirar proveito desse método. Tire um minuto do seu tempo para prestar atenção à sua respiração. Observe os sons e as cores ao seu redor. Tente realmente notar alguma coisa diferente no ambiente que você não notaria antes. Seja mais ouvinte nas conversas diárias. Tire poucos minutos para sentar e prestar atenção nas tensões do seu corpo, respirando profundamente.

A síndrome do coração partido

O estresse tem muitos efeitos negativos no nosso corpo físico. Quando uma pessoa está estressada, a imunidade diminui, e doenças relacionadas ao sistema imunológico, como herpes e psoríase, podem se manifestar, o cabelo começa a cair, a gastrite a atacar... Para mim, o melhor exemplo de como as emoções afetam nossa saúde é um distúrbio chamado "síndrome do coração partido", ou *takotsubo*.

O quadro geral da síndrome é semelhante a um infarto — dor no peito, falta de ar, tontura —, mas quando as artérias coronárias são examinadas por meio de cateterismo, elas se revelam normais, sem obstruções. Geralmente, os sintomas são em decorrência de um violento espasmo dos vasos desencadeado, na maior parte das vezes, por forte estresse emocional.

Em 2020 atendi a um caso incomum. Otávio tinha tido três ataques de *takotsubo* em cinco anos. E nem sempre os espasmos foram originados por episódios que consideraríamos de estresse intenso, como a morte de alguém querido ou perdas econômicas significativas. Os ataques foram motivados por trivialidades, como uma discussão sobre uma vaga de garagem e uma queixa da esposa.

Não que Otávio estivesse sem razão, mas a maneira como os fatos foram absorvidos o fez passar muito mal. Ele foi orientado a procurar apoio psicológico e recebeu medicamentos para reduzir a ansiedade. E lhe ressaltei a importância da frase de Ferreira Gullar "Não quero ter razão, quero ser feliz". Para mim, é uma filosofia de vida, visto que a felicidade é o que todo ser humano deseja na vida.

Outro caso recente de *takotsubo* foi o de Eleonora, de oitenta anos, que recebeu uma ligação falando que sua neta havia sido sequestrada. Era um golpe. Mas Eleonora passou mal e foi para o hospital com fortes dores no peito. Um cateterismo revelou que as artérias coronárias estavam normais, sem obstruções. Ou seja, o aborrecimento pode matar.

Como, logo sinto

Quando pensamos em emoção, devemos pensar também em comida. A química dos alimentos influencia a produção de importantes neurotransmissores, substâncias que promovem os impulsos nervosos no cérebro e transmitem as informações que percebemos como emoções. Alguns alimentos estimulam a produção e a liberação dessas substâncias e podem contribuir para a sensação de bom humor.

Um estudo britânico chamado Projeto Comida e Humor avaliou duzentas pessoas com dieta orientada, que consistia em redução de açúcar, café, álcool e aumento da ingestão de líquidos, frutas e peixe. Houve melhora importante quanto a depressão, instabilidade emocional, ansiedade e pânico.

Os três principais neurotransmissores relacionados ao humor são a serotonina, a dopamina e a noradrenalina. A liberação de serotonina traz sensação de bem-estar e calma. Sua produção depende de alimentos ricos em triptofano e de carboidratos. Aveia, banana, leite e sementes de girassol e abóbora são ricos em triptofano. Cabe ressaltar que alterações na microbiota intestinal podem facilitar ou dificultar a absorção de triptofano. O sistema gastrointestinal produz 95% da serotonina. Portanto, não basta focar apenas nas fontes de triptofano, mas em uma alimentação saudável como um todo, para que sua microbiota do intestino seja saudável. Já a liberação de dopamina e noradrenalina confere energia e disposição e provém da ingestão de tirosina, presente nos ovos e no chocolate, de preferência com teor de cacau acima de 70%, com maior ação antioxidante.

Além desses neurotransmissores, outras vitaminas do complexo B, principalmente a B6, e alguns minerais, como o selênio, estão relacionados a mudanças de humor. Esses nutrientes estão presentes em peixes, crustáceos e oleaginosas, como nozes, castanhas, amêndoas, castanhas-do-pará.

O ácido fólico é outro nutriente importante na regulação do humor. Ele tem um efeito antidepressivo e está presente em brócolis, espinafre, feijão-branco, laranja, aspargo, maçã e soja.

É certo que os alimentos podem nos ajudar a lidar melhor com as dores da alma, mas eles também podem nos trazer consequências desagradáveis. É o caso da dor de cabeça associada a alguns tipos de comida. E haja dor de cabeça. O Ministério da Saúde estima que cerca de 25 milhões de pessoas no Brasil sofrem de dor de cabeça, cujo termo médico é cefaleia, e enxaqueca. Já a OMS diz que 47% da população mundial adulta tem crises frequentes.

Trigo, chá preto, bebidas alcoólicas, ovo, queijo, chocolate e café parecem estar mais associados a crises. Entretanto, a relação entre a enxaqueca e a comida é complexa. Os alimentos que atuam como gatilho para desencadear crises de enxaqueca não são os mesmos para todas as pessoas. Se você sente muitas dores de cabeça, saiba que, além da alimentação, o estresse, o cansaço, o sono de má qualidade, o uso de drogas e as disfunções mandibulares também podem desencadear dores de cabeça intensas. As atividades físicas ajudam muito no controle das crises, bem como a acupuntura, que estimula pontos que induzem a liberação de analgésicos endógenos, ou seja, do próprio organismo. O ideal é procurar um médico para identificar a razão.

Imunidade social

A palavra imunidade nos faz lembrar de mecanismos de defesa contra doenças. Estar imunizado significa estar protegido. Quando os pais vacinam seus filhos, eles os estão imunizando, buscando defesas contra uma série de doenças, como hepatite, meningite, tétano, coqueluche etc. Imunidade tem a ver quase sempre com prevenção primária, feita antes do aparecimento de sinais da doença.

Infelizmente, contra o estresse e emoções desequilibradas que aumentam nosso risco de doenças cardiovasculares não existe vacina. Mas há como desenvolver uma espécie de imunidade social. E ela depende de coisas que o dinheiro não compra, como amizade, solidariedade, bondade, espiritualidade, atividade física e trabalho voluntário.

A imunidade social tem muito a ver com uma das frases célebres de Albert Einstein, que, além de ser um dos maiores físicos da história, ficou famoso por suas citações. Minha favorita diz que "a única vida que tem sentido é a que se vive para os demais".

Nós, médicos, somos preparados para combater tradicionais fatores de risco, como tabagismo, hipertensão arterial e diabetes. Mas como ajudar nossos pacientes a lidar com emoções negativas, como a culpa, o arrependimento, a angústia, o medo, o egoísmo, a raiva, a mágoa? Será importante para o tratamento de nossos pacientes ensiná-los a perdoar?

Carlos tinha 75 anos e já havia passado por uma cirurgia de ponte de safena. Ele me perguntou se o seu coração estava em bom estado. Respondi que sim, baseado nos exames que haviam sido feitos. Ele então revelou que tinha me perguntado isso porque queria processar um filho que o fizera perder muito dinheiro. Recomendei a ele refletir, pois era uma decisão delicada. Seria prudente se aconselhar com um psicólogo, pois a decisão poderia, entre outras coisas, deixá-lo sem o convívio com o filho e os netos. Uma perda difícil de ser mensurada, ao contrário do prejuízo financeiro.

É uma questão complicada, pois às vezes o problema não é de ordem física, mas emocional. Não existe uma saúde física ou mental separadamente. Há uma saúde integral, plena e global. E é isso que desejamos para todos.

Para não esquecer:

▶ Emoções negativas afetam todo o corpo. Elas são um gatilho ou estão diretamente associadas a doenças.

▶ A relação entre médico e paciente é, acima de tudo, de confiança. Escutar com carinho ajuda muito na identificação dos problemas emocionais.

▶ Várias estratégias podem ser utilizadas no enfrentamento das emoções negativas, como suporte psicológico, meditação, exercício e medicamentos.

▶ Buscar boas experiências pessoais, amizades e relações sociais afetivas enriquecedoras e sinceras, gerar emoções positivas nos outros, são ações que fazem bem para o corpo e a alma.

▶ Apreciar a vida, a família, os amigos, buscar uma vida com valores, que vale a pena ser vivida, nos deixará mais fortes emocionalmente.

5. MEDICINA E RELIGIÃO, UMA UNIÃO HARMONIOSA

"Há muitas pessoas morrendo por falta de um pedaço de pão, mas há muito mais gente morrendo por falta de um pouco de amor." Madre Teresa de Calcutá

O mundo anda tão corrido, com tantas informações invadindo nossos pensamentos, que muitas vezes não nos damos conta de quão importante é pararmos e refletirmos sobre a vida, sobre algo acima de nós que nos faz levantar todos os dias e acreditar que vale a pena viver. Quando um paciente chega ao consultório, ou vai se internar, são feitas muitas perguntas, mas ainda não faz parte da rotina médica questionar se ele tem alguma preferência religiosa e/ou espiritual.

Há pouco tempo, a ideia dos efeitos da religião e da espiritualidade sobre a saúde física e mental era controversa. Mas os estudos relacionando espiritualidade e saúde vêm aumentando de forma significativa. Recente revisão sistemática de vários artigos, publicada na revista *JAMA* de 2020 por Ellen E. Lee e colaboradores, mostra que intervenções para aumentar o equilíbrio emocional, a espiritualidade e comportamentos prossociais são efetivos na abordagem de doenças físicas e mentais.

Em 1992, por exemplo, havia apenas três faculdades de medicina com cursos sobre religião e espiritualidade. Nos anos 2000, cerca de 1.200 estudos avaliavam a relação entre a espiritualidade e a saúde. Em 2006, a maioria das faculdades de medicina nos Estados Unidos e no Canadá já apresentava cursos desse tipo. E, nos últimos quinze anos, centenas de outros estudos foram publicados.

No Brasil, em 2001, o então ministro da Saúde José Serra assinou o Programa Nacional de Humanização Hospitalar para avaliação logística do paciente. Como exemplo, podemos citar o Instituto Nacional de Traumatologia e Ortopedia e o Instituto Nacional do

Câncer, ambos com núcleos de espiritualidade para assistência hospitalar baseados em questionários de preferência dos pacientes. A Sociedade Brasileira de Cardiologia também criou um Grupo de Estudo em Espiritualidade e Medicina Cardiovascular (GEMCA) para pesquisar a ligação entre espiritualidade e saúde e aprimorar a relação médico-paciente.

Apesar desse avanço, existe uma grande lacuna entre como os pacientes valorizam e usam a religião na tomada de decisões e como os profissionais de saúde sentem-se em relação a isso. Um número muito pequeno de pacientes relata ter sido questionado por seu médico sobre questões espirituais, e a falta em atender às necessidades emocionais e espirituais é uma das reclamações mais comuns em pesquisas pós-hospitalização.

Mas, antes de pensarmos de que forma é possível resolver esse problema, devemos refletir sobre as palavras espiritualidade e religião. O termo espiritualidade é amplo e permite várias definições, sendo muitas vezes intercambiável com a palavra religião. Um grande estudioso no assunto, Harold Koenig, professor da Universidade Duke, na Carolina do Norte, há muitos anos se dedica a estudos que relacionam religião com saúde e escreveu um brilhante livro intitulado *Medicina, religião e saúde*, no qual, além de outras questões, tenta definir essas duas palavras.

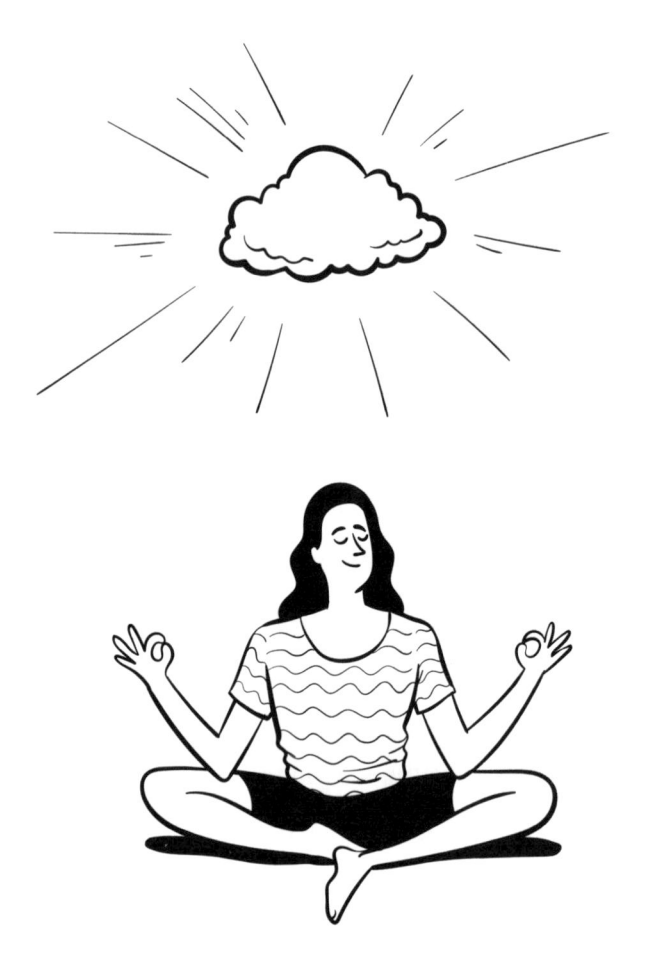

Segundo ele, religião seria o sistema de crenças e práticas de uma comunidade apoiado por rituais que reconhecem, idolatram, comunicam-se com ou aproximam-se do sagrado, do divino, de Deus (nas culturas ocidentais) ou da verdade absoluta, da Realidade, do

Nirvana (nas culturas orientais). A religião costuma oferecer um código moral de conduta que é aceito por todos os membros da comunidade que tentam aderir a esse código. Já espiritualidade é uma parte complexa e multidimensional da experiência humana. Trata-se de um conjunto de emoções positivas — compaixão, perdão, amor, esperança, alegria, fé/confiança, reverência, gratidão e prazer (este como resultado das emoções positivas, não apenas hedonismo) —, aspectos cognitivos — busca do significado, do objetivo e da verdade da vida —, experienciais — sentimentos de esperança, amor, paz interior, conforto e suporte — e comportamentais — modo como uma pessoa manifesta as crenças espirituais individuais e o estado de espírito interno.

Cada paciente é um universo

A medicina não é mais uma via de mão única, médico-paciente, ela também retorna, do paciente para o médico, ou seja, foca nas necessidades do paciente, na sua individualização e no seu tratamento personalizado. O paciente deve ser olhado e respeitado como uma pessoa única, com necessidades físicas, psicológicas, sociais e espirituais, potencializando, assim, o tratamento médico.

Uma frase que representa muito bem a relação médico-paciente é de William Osler, médico canadense, um dos ícones da medicina moderna: "O bom médico trata a doença. O grande médico trata o paciente." No consultório, por exemplo, não podemos focar a conversa com o paciente apenas na sua doença. Devemos fazer perguntas sobre a sua vida, seus hábitos, sono, hobby, presença ou não de amigos (vida de relação pessoal e profissional), sobre atividade sexual, poluição e espiritualidade e religiosidade. Isso faz com que, independentemente de sua doença e possibilidade de cura, o paciente seja abordado de forma única.

A espiritualidade de um paciente pode estar na crença em Deus, na família, no naturalismo, no racionalismo, no humanismo e nas artes, por exemplo. E todos podem influenciar o modo como os pacientes e os profissionais de saúde percebem a saúde e a doença e como interagem. Focar nas emoções positivas é o melhor e mais seguro caminho para a espiritualidade que provavelmente encontraremos.

A professora de bioética dra. Jennifer Braathen Salgueiro, do grupo de pesquisa e pós-graduação do Hospital de Clínicas de Porto Alegre (GPPG/HCPA), descreve em seu livro *Medicina e espiritualidade: Redescobrindo uma antiga aliança* que a espiritualidade é o valor mais alto e importante que confere sentido à existência. Para a pessoa religiosa, esse valor é Deus. Para a não religiosa, pode ser a liberdade, a justiça, a verdade, a humanidade etc. A espiritualidade não implica necessariamente a fé em uma divindade específica, mas a capacidade de autoconsciência, de uma reflexão sobre si mesmo. A busca de sentido e de significado é uma das necessidades fundamentais do ser humano, que o distingue das demais espécies. O ser humano é um ser em relação consigo, com os seus semelhantes, com a natureza, com a divindade.

Estudo realizado por Luciano M. Vitorino e colaboradores, publicado na revista *Nature* em 2018, avaliou 1.252 pacientes submetidos a questionários para avaliação de espiritualidade e religiosidade durante internação. Nos participantes com alto nível de espiritualidade e religiosidade foi observado um melhor desfecho na saúde.

É claro que as terapias convencionais são fundamentais na recuperação da saúde e na sua relativa manutenção. Contudo, os fatores internos relacionados ao comportamento emocional e social têm papel fundamental na criação de condições favoráveis de bem-estar. Quando falamos de saúde e cura é importante estarmos atentos ao conjunto psicológico e físico que ajudará o paciente em sua recuperação.

Emoções positivas atreladas à espiritualidade

Fé. Envolve a confiança básica de que o mundo tem sentido e a bondade existe. Nós fazemos a fé, não a temos. A fé nos auxilia a acreditar em situações difíceis, quando já estamos perdendo a esperança. Sam Harris, neurocientista e filósofo autor de best-sellers, defende que a espiritualidade permite muitos de nós sermos capazes de suportar as dificuldades da vida com uma equanimidade que seria quase inconcebível em um mundo iluminado somente pela ciência.

Amor. Podemos estar sozinhos em muitos momentos e encontrar paz e felicidade na solidão, mas o afeto é indispensável em nossa vida. Como disse Stephen Post, o amor é a percepção surpreendente de que para mim a outra pessoa significa tanto ou mais do que eu mesmo. São Paulo em sua carta aos Coríntios escreveu: "Agora, pois, permanecem a fé, a esperança e o amor, estes três, mas o maior destes é o amor." Mas, se por um lado o romancista

Lawrence Durrell diz que "o amor mais rico é aquele que se submete à arbitragem do tempo", por outro o sociólogo polonês Zygmunt Bauman declara que "vivemos em um tempo líquido, tudo é transitório. (...) O amor é líquido, escorre pelas mãos. As relações começam ou terminam muitas vezes sem contato algum. Não existe a troca vivida. Há ao mesmo tempo um isolamento protetor e uma exposição absoluta". Por isso, insisto, as pessoas, de forma geral, enfermas ou não, devem se deixar ser tocadas pelo amor. Amor do familiar, do enfermeiro, do médico.

Esperança. Segundo Eugene O'Neill, a maior força que há na vida e a única capaz de vencer a morte. A esperança reflete nossa capacidade de imaginar um futuro positivo e melhor. Esperança significa que dias melhores virão. O verbo desesperar vem do latim *disperare*, que significa estar sem esperança. A esperança, com auxílio da fé, do amor e da sobriedade, faz voltar à vida, faz com que o futuro tenha sentido. Também salva vidas.

Placebos funcionam não por "enganar" o paciente. Eles funcionam porque os pacientes acreditam no medicamento administrado, esperam ficar curados.

Perdão. O perdão é fundamental para nos livrarmos de rancores, raivas, ressentimentos, ódio, vingança.

Sentimentos negativos que atrapalham nossa cura, nossa capacidade de amar e podem ser causadores de doenças. O perdão não significa necessariamente esquecer o passado, mas mudar a direção de nossas atitudes e de nossos pensamentos em relação ao fato passado e buscar a nossa paz.

Felicidade. Segundo o filósofo Epicuro, "felicidade é ausência de dor". Qual dor seria essa? Pode ser física, como a de uma unha encravada, ou uma angústia que nos causa desconforto no peito. A felicidade real implica compartilhamento, não conseguimos estar bem e felizes quando estamos diante de pessoas sofrendo. Nossa felicidade não deve estar baseada somente em circunstâncias externas, mas numa vida com significado.

Compaixão. É a virtude de compartilhar o sofrimento do outro, facilita a cura. Uma promessa de cura na qual tenhamos fé pode ser mais reconfortante que uma cura científica contrária à nossa vontade ou que não aceitamos. Apesar das recomendações médicas, nem todos os pacientes tomam as medicações prescritas no tempo indicado. No entanto, serão mais conscienciosos se acreditarem que o médico se importa com eles. Portanto, a empatia, mesmo que não cure, facilita o poder de cura da ciência.

Gratidão. Expressar gratidão é um dos gestos que mais mexe com nossos corações e mentes, gerando uma energia boa e positiva para quem recebe e mais ainda para aquele que pratica. A gratidão traz felicidade, paz de espírito e bem-estar. No dia a dia, não podemos esquecer de agradecer. Mesmo gestos e palavras simples têm a capacidade de transformar e enriquecer nossas vidas. Quando ligo para saber como o paciente está, após ter tido um problema de saúde ou uma alta hospitalar, me sensibiliza ver como ficam agradecidos. Eles talvez não imaginem como a gratidão deles me toca e me faz bem. Quanta riqueza espiritual num pequeno gesto.

Glória, com 72 anos, uma década depois de tratar um câncer de mama, descobriu um câncer de pele muito agressivo, chamado melanoma, com metástases no pulmão e no cérebro. Nunca a vi reclamar de dor, estava sempre risonha e bem-humorada, mesmo quando recebia notícias como a de que o tumor no cérebro havia aumentado. Ela perguntava se havia novos remédios, pois acreditava nos médicos e na medicina e não se deixava abater. Foram alguns anos nessa batalha, mas sempre com muita Esperança, Fé e Amor, Glória superou os momentos difíceis com muita bravura.

Pessoa admirável, que ainda era capaz de confortar outros enfermos. Recordo-me bem do dia em que foi preciso interná-la para o tratamento de um problema pulmonar, e ela me disse: "Hoje não posso ir para o hospital, pois tenho que visitar uma amiga doente e ir a um velório de uma pessoa muito querida." No dia seguinte, foi internada e dois dias depois veio a falecer. Glória era muito especial e me marcou muito com sua fé inabalável, uma esperança sem limites e um amor incondicional pela vida.

Um exemplo que envolve espiritualidade, amor, esperança e voluntariedade, entre outros, e tem relação com a medicina, é o bem-sucedido programa dos Alcoólicos Anônimos. Fundado por Bill Wilson e Robert Smith nos Estados Unidos em 1935, esse programa se disseminou por todo o mundo e é reconhecido como uma excelente opção no combate ao alcoolismo.

A relação médico-paciente é acima de tudo uma relação de confiança entre duas pessoas. Devemos escutar com atenção nossos pacientes, respeitar seus credos, religiões e manifestações de espiritualidade e nunca esquecer de nos colocar do outro lado, de compreender suas angústias e seus anseios.

Para não esquecer:

▶ Encontre sua forma de espiritualidade.

▶ Uma série de emoções positivas, como Fé, Amor, Esperança, Perdão, Gratidão, melhora nossa saúde.

▶ Empatia e Compaixão são duas ferramentas importantes na relação entre médico e paciente.

▶ Saúde não é a ausência de doença, mas um bem-estar físico, mental, espiritual e biopsicossocial.

▶ Fé é a menor e mais forte palavra de nosso vocabulário. Como canta Gil: "A FÉ não costuma faiá."

6. DOENÇAS DO MUNDO DIGITAL

"A geração mais tecnologicamente equipada da história humana é aquela mais assombrada por sentimentos de insegurança e desamparo." ZYGMUNT BAUMAN

Além de vivermos neste mundo real, com problemas tangíveis, como o da poluição, podemos não nos dar conta, mas habitamos também o mundo virtual. Nestes primeiros anos do século XXI, com o uso maciço da internet e de um incontável número de equipamentos eletrônicos, considerável parte dos nossos dias é passada no mundo digital. E com as quarentenas da pandemia de Covid-19, temos vivido mais do que nunca nesse "outro mundo". Os meios eletrônicos se tornaram imprescindíveis para a vida familiar, social e profissional.

Mesmo de casa, podemos realizar atividades corriqueiras do dia a dia, inclusive algumas que se tornaram inviáveis com as necessárias medidas de distanciamento social que foram impostas. Coisas simples e essenciais, como fazer compras, realizar operações financeiras, dar bom-dia para amigos e colegas de trabalho, comprar o almoço, fazer consultas médicas. Tudo hoje é possível de ser feito on-line. Até a telemedicina ganhou uma importância inédita na história, mostrando-se tão forte e eficiente que não há dúvida de que veio para ficar.

E não há mais como recuar. Somos cidadãos da era digital. Estamos conectados em tempo real com parentes e amigos, independentemente da distância. Os leitores com mais de trinta anos certamente se lembram de que se comunicar com um parente ou amigo que havia se mudado para o exterior implicava escrever uma carta, ir ao correio para remetê-la e torcer para que fosse entregue num prazo razoável.

Viver em dois mundos — o real e o virtual —, no entanto, tem um preço. É inegável que nos poupa tempo, e tempo, em nossos dias agitados, é um bem mais precioso do que nunca. Uma pesquisa que poderia consumir idas e vindas a bibliotecas e arquivos é feita em segundos. As compras de supermercado estão a um aplicativo de distância. O lado perverso da internet, porém, é que ela tanto pode dar quanto nos furtar esse mesmo tempo. E não apenas ele. Criada para nos conectar, se não ficarmos atentos, ela pode nos isolar em nosso mundo virtual, como prisioneiros de uma bolha produzida por nós mesmos.

Provocados pelos excessos de nossa vida eletrônica, os distúrbios, que especialistas já chamam de doenças digitais, são um problema global. Eles vão desde dependência a depressão, além de isolamento social e problemas físicos causados pelo uso inadequado da tecnologia.

Essa verdadeira pandemia digital afeta particularmente o Brasil. O Relatório Digital Global 2019 mostra que o Brasil é o terceiro país do mundo em horas de uso diário de celulares, atrás apenas de Tailândia e Filipinas. Os brasileiros passam em média 4,45 horas por dia na internet em seus dispositivos móveis. Isso representa cerca de 25% do tempo que passamos acordados.

Essas horas todas on-line têm um custo alto, não só para nosso tempo e isolamento psicológico. O uso exagerado ou inadequado da tecnologia digital também traz problemas para a nossa saúde. Conhecê-los é o primeiro passo para evitá-los e se proteger.

Nomofobia

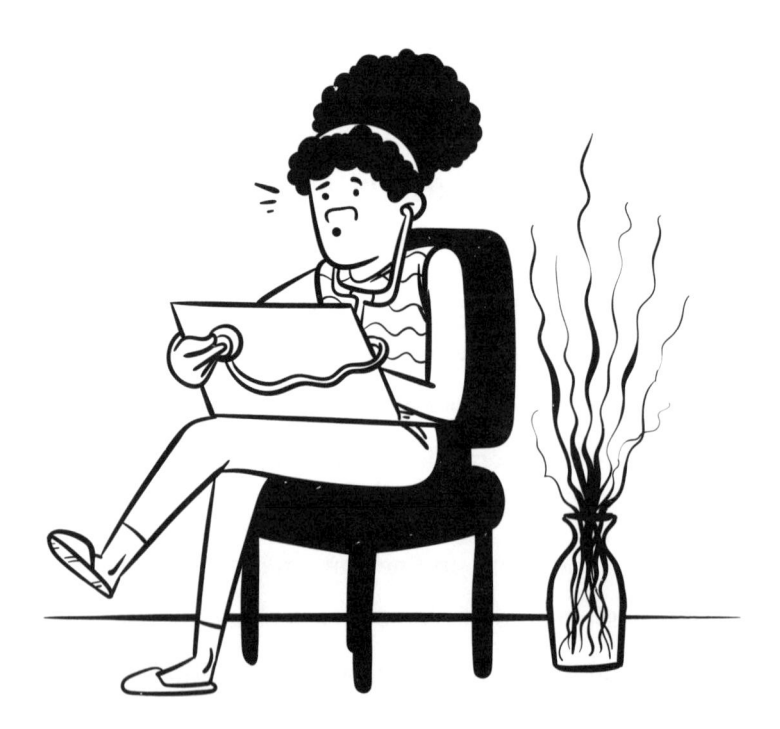

Não é incomum pessoas comentarem que não vão ou que estão receosas de ir a determinado lugar porque não há sinal de celular. Pessoas que acordam no meio da madrugada para checar e-mails e mensagens, ou que, ao perceberem que o sinal está ruim ou que a bateria está acabando, ficam perturbadas. Nomofóbicos têm pavor de ficar sem usar o celular. O que eles sentem não é uma preocupação de ordem prática; é fobia, um medo descontrolado e irracional.

Se você se sente assim, é importante procurar o acompanhamento de um profissional. Mas tente se lembrar de que a vida funcionava antes da chegada dos celulares. Pessoas doentes podem se virar numa emergência sem eles. Antes de andarmos grudados aos nossos celulares, os pacientes encontravam com os médicos nos consultórios, deixavam recados e, em caso de emergência, seguiam para um hospital. Ou seja, existia uma vida normal antes de todo esse aparato tecnológico, e os pacientes não ficavam desamparados.

Crackberry

Quem nunca viu casais fora de casa sem trocar uma única palavra, com os olhos grudados da tela do celular? Ou jovens sentados lado a lado e incapazes de conversar? Toda a atenção voltada para o celular. Para que sair junto com alguém, se não se compartilha nada? Essas pessoas estão fisicamente conectadas, mas sua mente está isolada num mundo digital solitário. Há ainda aqueles que nem fisicamente conectados permanecem. São os que passam o tempo livre mergulhados em jogos digitais.

Não é difícil encontrar vítimas de crackberry à nossa volta. A expressão vem do inglês e combina a terminação "berry", que faz referência a uma das primeiras marcas de smartphone, e a droga crack, reconhecidamente uma das mais viciantes. Crackberry é como designamos o vício em celular.

Ao escolher ficar muito tempo conectada, a pessoa acaba abrindo mão de uma série de atividades importantes na vida: conviver com parentes e amigos, fazer atividades físicas, meditar ou mesmo simplesmente não fazer nada.

FoMO

Há tantas notícias, eventos, anúncios e chamamentos que se torna impossível acompanhar o fluxo das redes. A tentativa fadada ao fracasso de participar e saber de tudo acaba por levar ao esgotamento. A sigla FoMO deriva das iniciais da expressão em inglês Fear of Missing Out, ou seja, o medo de não participar ou de não saber de tudo que acontece nas redes sociais. Pessoas acometidas desse mal vivem sob estresse, decorrente do medo de não participar de tudo, do temor da exclusão.

Nossa dificuldade de renunciar e abrir mão de certas coisas pode ter um papel importante no desenvolvimento do FoMO. Para evitá-lo, e também tudo de nocivo que ele acarreta, é preciso se conscientizar que sempre precisaremos escolher e renunciar.

Problemas físicos

O mundo virtual influencia o mundo real de várias formas, como já conversamos. Uma das manifestações físicas depois de um longo tempo dedicado ao mundo virtual são as dores. Não é incomum pessoas passarem a maior parte do dia em posturas inadequadas, ao usar o celular ou o computador. E isso tem um preço. Ficar ao celular com a cabeça baixa, por exemplo, é péssimo para a coluna cervical. Assim como permanecer muito tempo sentado nunca é uma boa ideia. Em má postura, então, é ainda pior. Isso sem falar do tempo que dedicamos ao celular e que poderia ser usado em atividades físicas.

Fico bastante preocupado quando me deparo com pessoas paradas, mexendo no celular, por um longo tempo, às vezes estressadas ou ansiosas, sob uma avalanche de informações, e penso que naquele momento poderiam estar fazendo uma atividade física, boa para a saúde cardiovascular e mental. E ainda há o risco de acidentes. Infelizmente, já se tornaram comuns acidentes e traumas decorrentes da distração causada por celulares. Exemplos estão por toda parte. Gente que bate com o carro ou atropela alguém porque estava falando ao celular ou mandando mensagens e dirigindo. Pessoas que caíram em buracos porque em vez de olharem para o caminho à frente estavam com os olhos e a atenção fixos no celular. São acidentes totalmente evitáveis.

Distúrbios visuais

Assistir a filmes e ler livros no smartphone pode ser muito prático, mas nossos olhos penam. Nossa visão sofre com o uso excessivo de dispositivos eletrônicos. A situação já chegou a um ponto que a Sociedade Brasileira de Oftalmologia descreve uma síndrome decorrente da exposição à tela de computadores, TV, tablets e celulares: a SVRC, Síndrome Visual Relacionada a Computador.

A síndrome pode causar uma série de sintomas oculares: ardência, cansaço, vermelhidão, turvação e ressecamento dos olhos. Isso acontece porque quando ficamos muito tempo expostos a esses dispositivos, piscamos menos os olhos, que acabam ressecados.

A doutora Andrea Zin, oftalmologista da Fundação Oswaldo Cruz (Fiocruz) e do Instituto Brasileiro de Oftalmologia (IBOL), ressalta que o uso excessivo desses aparelhos eletrônicos pode ser uma das causas inclusive da progressão de miopia.

Insônia

Dormir bem é fundamental, mas atualmente as pessoas têm dormido pouco, sofrem de privação de sono (menos de seis horas diárias) ou apresentam sono de má qualidade, com várias interrupções.

Há diversos motivos para a redução da qualidade do sono: comida e bebida em excesso, ingestão elevada de cafeína e apneia do sono. Estou convencido, entretanto, de que nossos aparelhos eletrônicos são mais um desses motivos. A interatividade digital incessante, ruídos de mensagens ininterruptos e a luz azul das telas: tudo isso provoca atividade mental intensa e nos deixa alertas e estressados. Fica muito difícil dormir.

A luz artificial, é claro, trouxe enormes benefícios para nossa vida, mas em excesso é prejudicial. O problema recebeu o nome de poluição de luz. A exposição prolongada à luz azul das telas de computadores e celulares pode nos fazer perder o sono, pois ela interfere em nosso ritmo biológico, nosso ritmo circadiano, ditado pela natureza e orientado pela luz natural.

Normalmente, durante o dia, nosso corpo produz menos melatonina, uma substância associada à regulação do sono. Mas à noite, sem a luz solar, essa produção aumenta. Algumas pesquisas mostram que duas horas de exposição à luz artificial suprimem essa produção de melatonina noturna, podendo causar insônia.

Um interessante trabalho foi publicado no *Journal of Psychiatric Research*, em 2018, por Ari Schecter e colaboradores. Os pesquisadores analisaram os casos de indivíduos que sofriam de insônia havia pelo menos três meses. Os participantes do estudo foram divididos em dois grupos. O primeiro usou, antes de dormir, óculos com lentes de cor âmbar, cor que bloqueia a luz azul. O outro grupo usou óculos comuns, que não bloqueavam essa luz.

Depois de uma semana, sem que os participantes soubessem, os óculos foram trocados. Os cientistas verificaram que a insônia melhorava quando as pessoas usavam os óculos bloqueadores de luz azul. Dessa forma, ficou evidente a relação entre a luminosidade e a redução do número de horas de sono.

Para melhorar o sono de meus pacientes, tenho recomendado a eles um novo uso do despertador: que ele seja programado para tocar quando for a hora de começar a se preparar para *dormir*! Quando o alarme toca, cerca de uma ou duas horas antes de se deitarem, eles devem se afastar de telas de celulares, tablets e computadores. Esse hábito e outros, como não ingerir muita cafeína, grandes doses de álcool e comida, evitar filmes de violência ou discutir, fazem parte do que chamo de higiene do sono, um conjunto de medidas que pode facilitar e melhorar a qualidade do nosso sono. Experimente!

Fake news

A internet tem muitas informações úteis. Mas também é um campo fértil para gente inescrupulosa disposta a lucrar com a ingenuidade e a boa-fé alheias.

Estimativas recentes publicadas no jornal *Valor Econômico* sugerem que 25% do conteúdo que circula na internet é falso. E esse material se propaga como vírus, pois é compartilhado milhares de vezes, numa disseminação descontrolada. Apesar de os sites e empresas de mídia digital tentarem filtrar e eliminar as notícias e os perfis falsos, precisamos criar algum tipo de fiscalização, para que quem faz esse tipo de coisa seja multado.

Conhecidas como fake news, essas notícias falsas podem, sim, afetar nossa saúde de variadas formas, muitas delas graves. Ao desinformar quem recebe e acredita naquele conteúdo, elas podem levar a pessoa a tomar decisões erradas. São mensagens mentirosas sobre remédios mágicos, que na verdade não funcionam e podem até fazer mal, que desestimulam o uso de vacinas, com a errada crença de que causariam efeitos colaterais... Isso sem falar dos sites que vendem desde pílulas mágicas para emagrecer até curas miraculosas do câncer.

No consultório, muitos pacientes me perguntam sobre determinados tratamentos para doenças graves que receberam por mensagens. São coisas que chegam a eles por WhatsApp de amigos e parentes ou que eles próprios pesquisaram. A maior parte desse material é falsa.

Há também os pacientes — e eles são muitos — que sofrem daquilo que se chama de hipocondria digital.

Eles descobrem sinais e sintomas em suas pesquisas na internet e "padecem" com uma determinada doença que julgam ter.

Oriento meus pacientes a buscar informações médicas em sites oficiais ou de universidades, grandes instituições e conselhos e sociedades médicas e científicas, que têm um nome a zelar. É uma forma de se proteger dos vírus das fake news.

Distúrbios de ansiedade

É cada vez maior o número de pessoas que se queixam de ansiedade, irritabilidade, estresse e depressão decorrentes do uso excessivo ou inadequado das tecnologias e mídias digitais. Não causa surpresa, o campo é fértil. O Brasil já tem mais celulares do que habitantes, sendo, como já dito, um dos campeões do mundo em utilização de internet.

Há tecnologia de sobra, mas as pessoas nem sempre conseguem usá-la. Não me refiro à operação dos equipamentos, mas ao uso social. Veja o caso das fotos e dos vídeos em redes sociais. As câmeras digitais de excelente qualidade se tornaram corriqueiras e geram uma torrente de belas paisagens nas redes sociais. É um mundo maravilhoso, em que todo mundo sorri e está em lugares lindos, fazendo coisas fantásticas.

As pessoas tendem a comparar sua vida nem sempre colorida com o mundo do Instagram. Muitas acabam por acreditar nesse ilusório mundo perfeito e acham que o problema é com elas. Essa comparação quase sempre é ruim e pode deixar pessoas infelizes, algumas até deprimidas. No livro de Helen Russell sobre felicidade, a primeira regra recomendada é justamente não se comparar.

Outra fonte de problemas é a busca descontrolada por admiração e aprovação no mundo digital. Há quem viva em busca de curtidas, de sinais de admiração digital. As pessoas que postam muito em redes sociais volta e meia pensam que não foram "curtidas" o suficiente, segundo critérios próprios. Isso faz com que fiquem infelizes, como se tivessem sido esquecidas ou abandonadas.

Outro dano decorrente do mau uso das mídias sociais que muito se comenta é o bullying virtual. Esse é um problema que afeta cada vez mais jovens e adolescentes, com relatos inclusive de casos de suicídio.

A exposição de imagens pessoais sem autorização, com o intuito de humilhar as pessoas, é caso de processo judicial. Mas, mesmo que alguma punição seja aplicada, uma imagem que tenha circulado muito na internet pode trazer graves sequelas emocionais e físicas para as pessoas atingidas.

Isolamento social e digital

A internet e as redes sociais têm o poder de nos conectar ou nos isolar. O isolamento social devido à pandemia de Covid-19 intensificou o uso da tecnologia no nosso dia a dia e este nos trouxe enormes benefícios. Mas ficamos todos com saudades de podermos nos reunir, tocar e abraçar nossas pessoas queridas.

Ao passo que a tecnologia nos leva a um mundo chamado de pós-humano, com forte influência da inteligência artificial, a pandemia nos fez repensar e ressignificar uma série de valores. Como disse o filósofo Aristóteles, a virtude está no meio (*virtus in medium est*). Ou seja, a internet pode trazer adoecimento se mal empregada. Mas seu uso equilibrado e moderado contribui para reduzir doenças. A internet é ótima para nos conectar. Mas ela pode nos isolar, e isso depende de nossas escolhas e renúncias.

Quando estivermos jantando com nossa família, ou mesmo conversando com amigos, é hora de desconectar, simplesmente aproveitar o momento. Também precisamos de pausas em nossa vida, termos tempo para não fazer nada, simplesmente curtir o ócio, observar a natureza, despoluir a mente.

Uma das maiores pesquisas sobre a felicidade no mundo é conduzida por pesquisadores da Universidade de Harvard desde a década de 1930. Em uma apresentação no YouTube, o diretor do estudo, Robert Waldinger, afirma que, para sermos felizes e longevos, o ingrediente mais importante são as boas relações sociais.

Isolamento social é tóxico.

Detox digital

Como mencionei, a conexão digital intensa pode nos levar ao esgotamento, a noites maldormidas, a quadros de ansiedade ou depressão. Pode surgir uma série de doenças relacionadas ao uso inadequado da internet. A situação chegou a um ponto em que já existem clínicas para desintoxicação e especialistas que orientam as pessoas a lidar com as doenças do mundo digital.

Para alguns bem-sucedidos empresários do Vale do Silício, na Califórnia, sucesso nos dias de hoje é poder estar desconectado, off-line. Hoje, isso é um privilégio.

Para não esquecer:

▶ A era digital trouxe enormes benefícios para a humanidade, mas algumas desvantagens. Quase sempre está ao nosso alcance evitá-las.

▶ As doenças do mundo digital podem se apresentar de várias formas, como dependência, bullying, problemas de sono, de visão, ansiedade e depressão.

▶ Moderação e equilíbrio são fundamentais para evitar o uso excessivo das redes e mídias sociais.

▶ A internet é um instrumento de conexão, não de isolamento.

7.
O INIMIGO INVISÍVEL

"A poluição, a ganância e a estupidez são as maiores ameaças ao planeta." STEPHEN HAWKING

A maioria de nós talvez nem se dê conta, mas os problemas ambientais são questões de saúde. Por meio ambiente compreendemos tudo que nos cerca, o ar que respiramos, a água que bebemos, os sons que ouvimos. Quando o nosso entorno está mal, adoecemos também. Nesse mundo superlotado e em desequilíbrio ambiental, a poluição se tornou um fator de risco difícil de ser evitado.

A perspectiva é que em 2050 sejamos dez bilhões de seres humanos no planeta, 75% dos quais morando nas cidades. A industrialização e a urbanização nos trouxeram enormes progressos, mas também grandes problemas, como a poluição do ar, da água e até sonora.

No Congresso Europeu de Cardiologia, em setembro de 2019, em Paris, conferências deram destaque ao tema, mas um dado causou muito impacto. Cientistas revelaram que a poluição do ar é a causa de oitocentas mil mortes por ano na Europa. Ela mata mais do que o tabagismo.

Uma pesquisa brasileira, publicada na revista *Environmental Research*, trouxe outros dados estarrecedores. Os pesquisadores analisaram o impacto da poluição do ar sobre a população da cidade de São Paulo. Em apenas uma hora de engarrafamento, o paulistano inala em poluentes o equivalente a fumar cinco cigarros.

Mas passar apenas uma hora no trânsito é para os privilegiados. A maioria da população gasta muitas horas no deslocamento, em ônibus cheios, em intermináveis engarrafamentos. Muitas pessoas, algumas inclusive que nunca fumaram, se surpreendem ao contrair câncer de pulmão ou sofrer um infarto do miocárdio.

Que a poluição do ar está ligada ao aumento da ocorrência de doenças respiratórias, como asma, alergias, enfisema pulmonar e câncer de pulmão, todos sabemos. Inclusive, com frequência, atendo pacientes com doenças respiratórias crônicas que tiveram o quadro agravado após viajarem para locais poluídos. Outras queixas comuns são irritação nos olhos e na pele. O que nem todos sabem, porém, é que a poluição do ar também está associada a doenças e distúrbios do sistema cardiovascular.

Hoje, a poluição é um dos principais fatores de risco para câncer e doenças cardiovasculares, as duas maiores causas de mortalidade no mundo moderno. Segundo a OMS, uma a cada oito mortes no mundo tem como causa a poluição atmosférica. Existem numerosos estudos na literatura médica que relacionam a exposição à poluição a aumento da incidência de infarto do miocárdio, acidente vascular cerebral, insuficiência cardíaca e arritmia, entre outros. Dessa forma, pessoas expostas à poluição ao longo da vida, como aquelas que moram junto a fábricas ou autoestradas, estão sujeitas a um risco maior de doenças cardiovasculares, semelhante ao de hipertensos, fumantes e diabéticos.

Um estudo do Instituto Saúde e Sustentabilidade, ligado à Universidade de São Paulo, deixou esse impacto claro ao comparar o número de mortes atribuídas à poluição com o decorrente de acidentes automobilísticos no ano de 2011, em duas metrópoles brasileiras. Juntamos a eles também os dados de morte por homicídios nas grandes capitais no mesmo ano, para termos a real noção do problema.

Foi obtido o resultado abaixo:

	Rio de Janeiro	São Paulo
Poluição	4.566 mortes	15.700 mortes
Acidentes automobilísticos	3.044 mortes	7.867 mortes
Homicídios	4.781 mortes	5.842 mortes

Fonte: Instituto Saúde e Sustentabilidade e Ipea, 2011.

Os poluentes agridem de forma tão avassaladora nosso corpo que reagimos de forma positiva em pouco tempo quando reduzidos. Isso ficou claro nas Olimpíadas de Pequim, em 2008. Pesquisadores da Universidade do Sul da Califórnia, nos Estados Unidos, avaliaram o impacto na saúde dos habitantes de Pequim em função da redução brutal da poluição no país durante os Jogos, quando as atividades poluidoras foram proibidas pelo governo chinês.

Os cientistas analisaram amostras de sangue de voluntários saudáveis antes, durante e depois dos Jogos.

Foram medidos os níveis de indicadores do sangue ligados à inflamação e à coagulação, ambas importantes em doenças cardíacas. Os voluntários também tiveram a pressão arterial aferida. Todos os índices melhoraram substancialmente quando a poluição diminuiu. O principal autor do estudo, Junfeng Zhang, disse na ocasião que "claramente mudanças na exposição à poluição do ar afetam os mecanismos geradores de doença cardiovascular em pessoas jovens e saudáveis".

Segundo Caroline Dilworth, do Instituto Nacional de Ciências da Saúde Ambiental dos Estados Unidos, financiadora do estudo, "quando os níveis de poluição do ar são reduzidos, os benefícios para a saúde são imediatos".

Os benefícios da diminuição podem ser imediatos, mas os malefícios do aumento da poluição, infelizmente, também o são. Ao comentar o estudo na China, Amy Thompson, da British Heart Foundation, disse que a exposição a altos níveis de poluição aumenta o risco de o sangue coagular, o que pode provocar um ataque cardíaco, para quem já tem problemas de coração. "Se você tiver uma doença cardíaca, é bom tentar evitar passar longos períodos em áreas altamente poluídas", advertiu.

As Olimpíadas de Pequim foram cercadas de apreensão, por medo de que a poluição impactasse a performance dos atletas. Além de fechar as fábricas durante os Jogos, o governo tomou medidas como trocar o aquecimento a carvão por gás e restringir a circulação de carros. Essas iniciativas fizeram com que a concentração de poluentes caísse quase à metade durante o evento.

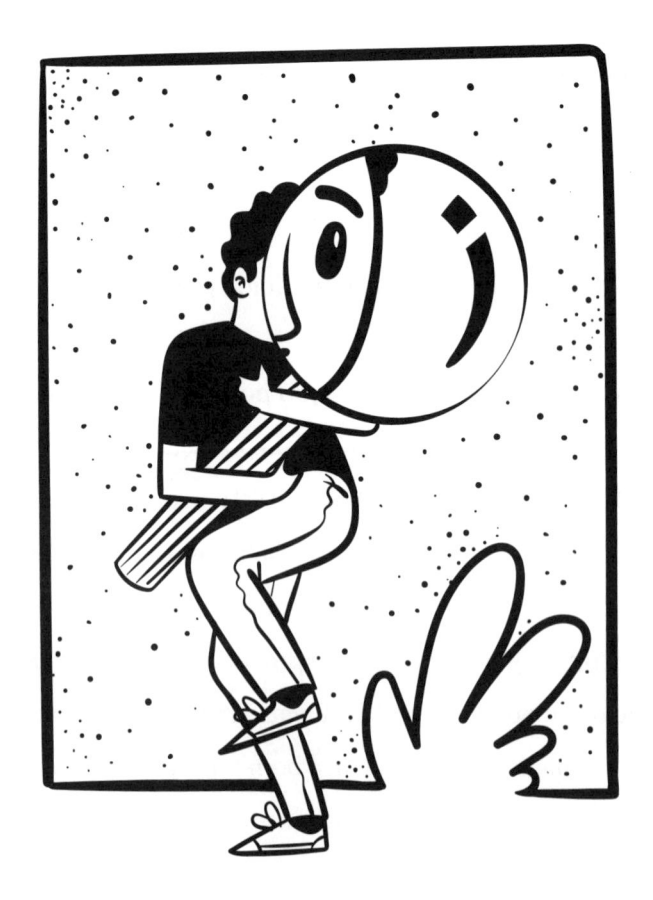

Efeito semelhante de redução da poluição foi observado em 2020 durante os lockdowns provocados pela pandemia do novo coronavírus. Breves demonstrações de como o ser humano altera de forma nociva o planeta. Dessa forma, políticas públicas que contemplem áreas de lazer, ciclovias e ciclofaixas, e uma melhora substancial no transporte público, são fundamentais neste cenário de mudanças climáticas.

O ar impuro

A principal fonte de poluição do ar é a queima de combustíveis fósseis (petróleo e carvão). Além de sujar o ar que respiramos, ela erode a camada de ozônio e deflagra mudanças climáticas. Os veículos automotores e as centrais de energia elétrica a carvão são os maiores poluidores do planeta. Só os quinhentos milhões de veículos no mundo lançam na atmosfera cerca de quatro bilhões de toneladas de gás carbônico por ano.

No ar poluído há milhares de componentes, entre eles o dióxido de nitrogênio (NO_2), compostos orgânicos voláteis (incluído o benzeno), monóxido de carbono (CO), ozônio, dióxido de enxofre (SO_2) e materiais particulados finos suspensos no ar. Essas partículas suspensas no ar compõem a fuligem ou carbono negro. Quanto menores elas forem, pior será o dano que causarão. As menores que 2,5 micrômetros (MP2,5) têm o maior impacto no aumento das doenças cardíacas e costumam ser usadas como marcadores da poluição do ar. Uma grande revisão de 2021 publicada pela revista *Science of the Environment*, por Cécile Vignal e colaboradores, demonstra que, além das doenças cardíacas e pulmonares, as doenças intestinais estão intimamente relacionadas com a poluição do ar. E vale lembrar que a saúde do intestino tem sido forte aliada na prevenção e tratamento de doenças.

Outro vilão quando fora do lugar é o ozônio. Na atmosfera, em volta da Terra, ele é altamente benéfico, pois forma um escudo protetor, a camada de ozônio, que nos salva da radiação solar ultravioleta. Mas, quando abundante na superfície do planeta, o ozônio se torna nocivo.

Conhecemos os poluentes, mas não os monitoramos como deveríamos, nem sequer temos no mundo parâmetros uniformes para avaliar o nível de poluição. O que é um grande problema, já que medir a qualidade do ar pode salvar vidas e servir como instrumento para os cidadãos pressionarem os governos a adotarem medidas de redução da poluição.

O Brasil está muito atrasado no monitoramento da qualidade do ar — apenas São Paulo faz monitoramento mais abrangente. Mas o Instituto de Energia e Meio Ambiente tem uma plataforma on-line (http://www.qualidadedoar.org.br), que permite acompanhar os índices de diversos poluentes no ar atmosférico em oito estados brasileiros.

Na tabela abaixo temos um exemplo das concentrações de MP2,5 em São Paulo e no Rio de Janeiro em 2014:

REGIÃO METROPOLITANA DE SÃO PAULO	
LOCALIDADE	CONCENTRAÇÃO DE MP2-5 NO AR EM 2014
Congonhas (aeroporto)	64 mcg/m³
Ibirapuera	52 mcg/m³
Marginal do Rio Tietê	82 mcg/m³
Pinheiros	65 mcg/m³

REGIÃO METROPOLITANA DO RIO DE JANEIRO	
LOCALIDADE	CONCENTRAÇÃO DE MP2-5 NO AR EM 2014
Maracanã	35 mcg/m³
Engenhão (proximidades)	87 mcg/m³
Lagoa Rodrigo de Freitas	28 mcg/m³
Duque de Caxias — Jardim Primavera	22 mcg/m³

Esses dados mostram que a poluição afeta tanto áreas nobres quanto a periferia. Em São Paulo, nem os caros bairros de Ibirapuera e Pinheiros escapam da má qualidade do ar. No estado do Rio de Janeiro, as concentrações são praticamente iguais na Lagoa Rodrigo de Freitas, área nobre da capital, e no Jardim Primavera, em Duque de Caxias. A estação de monitoramento situada próximo ao Estádio do Engenhão registrou os maiores índices aferidos no município do Rio de Janeiro como consequência da proximidade com a Linha Amarela, importante via urbana da cidade. Da mesma forma, a Marginal do Tietê, em São Paulo, é afetada pelo intenso volume de trânsito.

Com base nesses dados, proponho algumas reflexões: quantas vezes numa consulta seu médico lhe perguntou sobre a qualidade do ar a que você é exposto no dia a dia? Alguma vez, ao planejar uma viagem de férias, passou pela sua cabeça pesquisar sobre os índices de poluição do local de destino? Penso que, em breve, ao planejarmos passar um fim de semana fora, além de querer saber como estará o clima, buscaremos informações sobre o nível de poluição e ruído do local. Já existem até aplicativos que trazem esse tipo de informação e emitem alertas quando níveis críticos são atingidos para pessoas não saírem de casa.

Não existe nenhum outro problema de saúde que afete tantos indivíduos no mundo quanto a poluição, seja obesidade, hipertensão, colesterol alto. Estamos diante de uma verdadeira emergência, para a qual autoridades e a população não dão a devida importância.

Precisamos respirar

Um dos grandes problemas da poluição é que ela afeta a todos, mas, para evitar seus danos, dependemos não apenas de nossas escolhas individuais, mas de decisões coletivas. Mudar nossos hábitos é obrigatório, mas precisamos também de políticas públicas para a redução da poluição atmosférica, como o estímulo ao uso de bicicletas e a melhoria dos transportes públicos. A mudança da matriz energética é outra urgência, com a substituição dos combustíveis fósseis por fontes renováveis e menos poluentes. Outra questão é a falta de políticas que integrem a questão ambiental à pauta da saúde. Enquanto isso, a poluição avança e eleva os danos à nossa saúde.

Apesar dessas dificuldades, há coisas que podemos fazer para tornar nossa vida e a de nossa sociedade melhor:

▶ Andar mais a pé, de bicicleta ou transporte público em vez de utilizar motocicleta ou carro.

▶ Evitar caminhar ou andar de bicicleta em ruas com muito tráfego, principalmente nos horários de pico do trânsito.

▶ Praticar exercício físico em parques e jardins sem estradas ou ruas por perto.

▶ Limitar o tempo ao ar livre em períodos de muita poluição, principalmente crianças, idosos e pessoas com problemas respiratórios.

▶ Considerar, se possível, sistemas de ventilação com filtros para casas situadas em áreas muito poluídas.

▶ Conversar com familiares e amigos a fim de conscientizá-los sobre os malefícios da poluição do ar e cobrar das autoridades medidas eficazes no combate a esse mal.

Poluição sonora

Hans Peter Wilhem Arp, pintor e poeta, disse certa vez: "Breve, o silêncio será uma lenda. O homem deu as costas para o silêncio. Dia após dia, inventa máquinas e dispositivos que aumentam o ruído e distraem a humanidade da essência da vida, da contemplação, da meditação [...] apitando, uivando, gritando, batendo, rangendo, fazendo barulho [...] amortece o seu ego. Sua ansiedade subsiste. Seu vazio desumano se espalha monstruosamente como uma vegetação cinzenta."

Arp estava certo. Nossa sociedade é barulhenta. E o barulho, a cacofonia estridente da vida moderna, também nos adoece, com danos diretos, como perda de audição e elevação da pressão arterial, mas também indiretos, como a redução do desempenho dos estudantes, aumento do estresse e diminuição da produtividade dos trabalhadores.

Considerada a segunda maior forma de poluição, atrás apenas da poluição do ar, a poluição sonora é capaz de gerar efeitos nocivos crônicos à saúde. Sua intensidade é medida em decibéis (dB). Uma conversa normal, por exemplo, fica abaixo de 50 dB. Já sons acima de 70 dB causam desconforto. Quando um som ultrapassa 85 dB, o risco de dano auditivo é grande, e quanto maior o tempo de exposição, pior será o dano. Um ruído acima de 100 dB pode causar dano irreversível à nossa audição.

A poluição sonora também está relacionada a danos cardiovasculares, como o infarto do miocárdio e o agravamento de doenças crônicas, como a angina. E nesse caso o som nem precisa ser tão elevado para nos afetar. O barulho moderado por tempo prolongado pode gerar estresse, que, por sua vez, pode resultar em distúrbios cardiovasculares.

Um estudo alemão denominado The Heinz Nixdorf Recall Study, publicado por Hagen Kalsch e colaboradores, analisou dados de pessoas que moravam perto de autoestradas e eram submetidas ao barulho do tráfego pesado durante todo o dia. Foram feitos exames de tomografia computadorizada do tórax, para determinação do grau de calcificação da principal artéria do organismo, a aorta. Quanto maior a calcificação na aorta, maior o risco de problemas no coração.

Os resultados obtidos comprovaram a associação da exposição à poluição sonora ao aumento no grau de calcificação da aorta. Os pesquisadores atribuíram o resultado ao fato de que a poluição sonora é capaz de desencadear a liberação pelo organismo de hormônios ligados ao estresse e afetar a pressão arterial, os níveis de colesterol e elevar a glicose.

Apesar de tantos malefícios, o controle da poluição sonora não mobiliza a sociedade e as autoridades como deveria. Existem algumas iniciativas, mas nada efetivo. Numa tentativa de aumentar a conscientização, foi instituído em 1996 nos Estados Unidos o Dia Internacional da Conscientização sobre o Ruído, celebrado na última quarta-feira de abril. Nessa data, que no Brasil raramente é lembrada, habitantes de vários países fazem um minuto de silêncio. Por aqui temos, em 10 de novembro, o Dia Nacional de Prevenção e Combate à Surdez. Em 7 de maio é comemorado o Dia do Silêncio. Pouca gente, porém, sabe disso, e as datas estão longe de conseguir a conscientização almejada.

Existe ainda a necessária, mas muito desrespeitada, Lei do Silêncio, que estipula que ruídos não podem estar acima de 70 dB durante o dia e 50 dB das dez da noite às sete da manhã.

Se você está com dificuldades em entender o que as pessoas falam, se queixa de zumbidos e tem dificuldade em localizar de onde vem um som, procure ajuda especializada.

Temos um longo caminho à frente, mas sugiro algumas medidas para evitar os efeitos nocivos da poluição sonora na saúde:

- Evite locais barulhentos, como ruas movimentadas, e fique longe de caixas de som. Coloque sempre o volume da TV ou de aparelhos de som em níveis mais baixos.
- Opte por eletrodomésticos silenciosos. Procure neles o Selo Ruído, do Conselho Nacional do Meio Ambiente (Conama).
- Cuidado com o uso de fones de ouvido, sempre os utilize em volume baixo.
- Em locais de trabalho com muito ruído, os funcionários devem utilizar protetores auriculares.
- Toda a sociedade deve estar envolvida na construção de ambientes silenciosos. Atenção especial deve ser dada às escolas.

Para não esquecer:

▶ A poluição ambiental é um perigoso fator de risco para doenças. Ela afeta praticamente 100% da população que vive nas cidades.

▶ A poluição do ar atinge o sistema respiratório, mas também acomete o circulatório. Pode causar infarto do miocárdio e acidente vascular cerebral, entre outros distúrbios.

▶ Redução do uso de carros, melhora do transporte público, estímulo a ciclovias e uso de energia limpa são algumas medidas que deveriam ser implementadas para controlar a poluição e diminuir os danos à saúde.

8. A BUSCA DA FELICIDADE

"Não tenho tempo para mais nada, ser feliz me consome muito."
CLARICE LISPECTOR

Na nossa jornada até aqui, conhecemos melhor os grandes vilões da nossa saúde e todos os obstáculos diários ao nosso bem-estar, que, se não estivermos sempre atentos a eles, podem se transformar em grandes armadilhas e nos fazer adoecer. Abrir este livro e percorrer estes capítulos foi o pontapé que você deu para uma vida mais saudável e muito provavelmente mais longa e feliz, porque ter saúde também é um caminho para se viver mais e alcançar a tão desejada felicidade.

Onde está a felicidade

Todos queremos ser felizes. Mas o que é ser feliz? Recorro à máxima de Aristóteles "o ignorante afirma, o sábio duvida e o sensato reflete" para introduzir uma discussão que considero essencial, a da idealização de um conceito inalcançável de felicidade e a de uma obsessão por parecer feliz que tem adoecido nossa sociedade. Ser feliz nos faz viver mais e melhor, mas perseguir a todo custo uma felicidade idealizada e impossível nos tornará infelizes. É fundamental entendermos que uma vida feliz inclui uma vida com sentido, de modo que, ao olharmos para trás, possamos sentir paz e bem-estar pelo que fizemos e buscamos.

O estado de espírito que chamamos de felicidade depende muito mais de nós do que dos outros para ser alcançado, diz-nos a psicóloga americana Sonja Lyubomirsky. Segundo ela, "felicidade não se alcança nem se compra, ela se constrói". Lyubomirsky sintetiza muito bem ideias expostas por gerações de pensadores. Planejar uma viagem pode nos oferecer momentos saborosos. Literalmente, o planejamento é parte da construção de uma viagem feliz.

Outro consenso é que suprir as necessidades básicas do ser humano é parte da construção da felicidade. Coisas elementares como água limpa e saneamento básico, comida, educação, saúde, liberdade de expressão, segurança de ir e vir são pilares da felicidade.

Perguntaram ao filósofo polonês Zygmunt Bauman o que ele pensava sobre felicidade e ele disse que precisava haver equilíbrio entre segurança e liberdade. É só pensar no indivíduo que vive com luxo e conforto, mas tão cercado por seguranças, câmeras e alarmes que se vê tolhido de toda a liberdade. Por outro lado, fazer o que se quer em uma sociedade sem regras é existir no caos.

O filósofo brasileiro Luiz Felipe Pondé afirma haver três elementos básicos da felicidade: saúde, afeto e dinheiro. Não adianta ser rico e querido, mas sofrer com uma saúde precária. Por outro lado, gozar de excelente saúde e ser benquisto não sustentará a vida feliz de quem vive sem dinheiro. E aqueles que estão bem financeiramente e têm saúde não serão felizes se viverem na solidão.

O preço da felicidade

Em 2020, pelo terceiro ano consecutivo, a Finlândia foi nomeada o país mais feliz do mundo, segundo o relatório World Happiness Report, da ONU, publicado em março de 2020. O país nórdico está na frente da Dinamarca, em segundo lugar, e da Suíça, em terceiro. Para elaborar o relatório são levados em conta critérios como o PIB, as assistências sociais, a liberdade individual e o nível de corrupção, dentre outros. Ou seja, é fácil entender o motivo. Esses países distribuem melhor a riqueza, têm menor desigualdade social, seus habitantes contam com saúde e educação. São países com amplo respeito à liberdade, embora bastante seguros.

Apesar de importante na construção da felicidade, sobretudo por ser necessário para atender às nossas necessidades básicas, o dinheiro sozinho não compra felicidade. Um dos homens mais ricos e influentes do mundo, Bill Gates frisa que a felicidade está relacionada a quatro princípios básicos:

▶ Respeito ao comprometimento pessoal. "Estou fazendo o que quero, o que mais importa para mim?"

▶ Generosidade. A ciência já confirmou que doar faz bem para a nossa saúde. E a doação não precisa ser necessariamente dinheiro, pode ser de tempo, por exemplo.

▶ Nosso corpo é sagrado e devemos cuidar dele. E cuidar é se mexer. Atividades físicas diminuem os sentimentos de depressão, ansiedade e estresse.

▶ A família deve ser nossa prioridade. A vida pessoal e a profissional precisam ser equilibradas e limites devem ser estabelecidos.

Acrescento à lista de Gates a elaborada por Martin Seligman, considerado o pai da psicologia positiva. Ele elenca a importância das emoções positivas, do engajamento naquilo que se faz, na manutenção de relacionamentos sociais, em procurar dar sentido à própria vida e à construção de realizações pessoais, não importa quais sejam.

A professora de psicologia Sonja Lyubomirsky vai além. Ela separa a construção da felicidade em fatores que podemos determinar e aqueles que já chegam definidos para nós. Segundo ela, as circunstâncias são responsáveis por 10% de nossa felicidade, 40% são decorrentes de atividades intencionais — expressar gratidão, aprender a perdoar, cultivar as relações sociais, cuidar do corpo e da alma — e 50% têm um componente genético.

Isso quer dizer que, quase metade da nossa felicidade tem relação com atividades que dependem de nós, coisas que nos fazem bem, trazem felicidade e dependem de nossa intenção, não de dinheiro.

Temos conhecimento de que uma série de neurotransmissores que atuam em nossos cérebros, como dopamina, oxitocina, serotonina e endorfina, tem relação com dor, humor, estado de ânimo. Estas substâncias podem ser liberadas ao se completar uma tarefa ou ao celebrar uma conquista, ao comer um determinado alimento ou brincar com um animal, ao meditar ou se exercitar, ou simplesmente ao dar uma boa gargalhada ou ingerir um pedaço de chocolate amargo. São medidas e atitudes simples e baratas que devem fazer parte de nosso cotidiano.

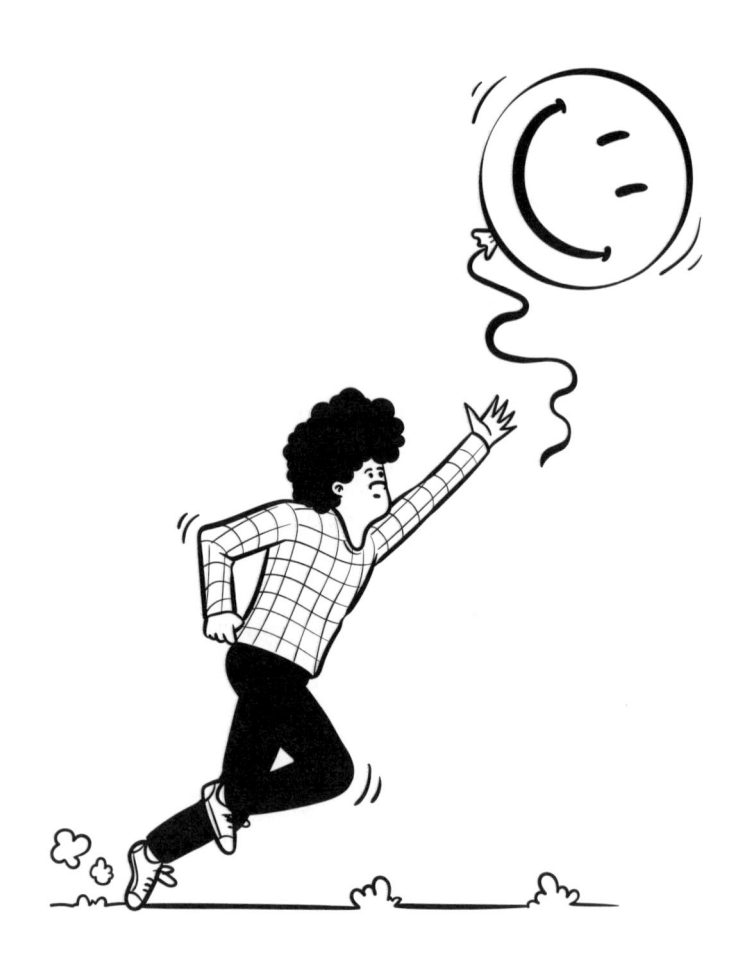

Atendo muitos pacientes no consultório em boa situação financeira, atualmente aposentados e com depressão.

Quando pergunto o que andam fazendo, muitos relatam levar uma vida sem propósito, desinteressante. Seguindo o que diz o filósofo francês Luc Ferry sobre a importância de trabalhar para o bem dos outros como uma estratégia para ser feliz, gosto de sugerir que dediquem parte de seu tempo para o trabalho voluntário. Quando retornam, esses pacientes contam histórias interessantes, estão mais felizes e não relatam mais depressão.

Uma fantasia perigosa

As redes exibem uma felicidade distorcida e constroem ideais desconectados da realidade, que só redundam em frustração. Elas produzem um mundo paralelo e nos levam o tempo todo a nos compararmos com os "outros", que parecem viver no reino da fantasia do sempre feliz: um desfile incessante de pessoas sorridentes, em lugares fabulosos e fazendo coisas incríveis. Precisamos estar alertas e não nos deixarmos cair na cilada das comparações com o mundo produzido pelos algoritmos das redes.

    O primeiro passo para isso é a consciência de que essa armadilha existe. Técnicas contemplativas, como meditação e Mindfulness, que nos fazem olhar para dentro de nós e buscar valores interiores, também nos ajudam a evitar nos compararmos, desejarmos bens materiais supérfluos ou valores extrínsecos, como "preciso ser conhecido e admirado".

Cabe ressaltar que essas técnicas, baseadas no controle da respiração, proporcionam enormes benefícios. Elas acalmam, reduzem a pressão arterial. E, de acordo com a ganhadora do prêmio Nobel de Medicina Elisabeth Blackburn, poderiam até mesmo contribuir para prolongar a vida.

Consciência e técnicas como essas podem nos fazer perceber que não ser "curtido" não é motivo para ser infeliz.

Também precisamos levar em conta que as coisas que hoje nos fazem felizes podem não ser as mesmas a vida toda. Os japoneses usam a palavra *ikigai* para expressar "algo para que se vive, o objetivo para se viver". Entendo que esse sentido ou propósito é flexível, ele muda de acordo com a fase da vida em que a pessoa se encontra.

O importante é se dar o direito de ser feliz. Somos seres humanos diferentes e temos que admitir pensamentos e opiniões distintos. Nossos valores, e até mesmo o conceito de felicidade, variam. Por isso, cada um deve construir o próprio caminho para a felicidade, da melhor maneira possível.

Para não esquecer:

▶ Felicidade não se compra, se constrói.

▶ Evitar comparações e expressar gratidão são duas ferramentas importantes na construção da felicidade.

▶ Na busca da felicidade está implícito uma vida com propósito, com sentido.

▶ E como já dizia Ferreira Gullar: "Não quero ter razão, quero ser feliz!"

9. LONGEVIDADE SEM SEGREDOS

"O homem começa a morrer quando perde o entusiasmo."
HONORÉ DE BALZAC

A busca pela imortalidade e a juventude eterna acompanha a humanidade há muitas eras. Alexandre, o Grande, procurava um rio que poderia sanar o peso da idade. No século XII, a lenda do Preste João falava de terras na Ásia com rios de ouro e fontes da juventude. Em 1513, o explorador Juan Ponce de Léon teria revirado o atual território da Flórida em busca de uma fonte parecida.

No século XXI, os rios e fontes de águas rejuvenescedoras deram lugar a dietas, vitaminas, antioxidantes, hormônios e tratamentos cirúrgicos. Todos prometem vencer um processo que começa no momento mesmo em que somos gerados, o envelhecimento.

O mundo é dos centenários

Embora ainda raros, os centenários compõem a faixa demográfica de maior crescimento no mundo. Desde a década de 1950, ela dobrou em número, e a estimativa é que entre 2005 e 2030 haja dez vezes mais centenários.

O máximo de vida já registrado foi de 122 anos para mulheres e 116 anos para homens.

O fenômeno do aumento na expectativa de vida tem um grande impacto na sociedade. Há três séculos, a expectativa de vida era de dezesseis anos. E registros britânicos revelam que, em 1662, 75% da população de Londres morreram antes dos 26 anos. Atualmente, a expectativa de vida no Japão, por exemplo, é de 83 anos, e muitos países desenvolvidos já atingiram a marca de 81 anos.

Num futuro próximo, se prevê que a população acima de 65 anos será maior que a de crianças abaixo de cinco anos. Deverá saltar de 524 milhões em 2010 (8% da população mundial) para 1,5 bilhão em 2050 (16%).

O aumento da expectativa de vida é resultado da melhora de saneamento, vacinação e combate a doenças infecciosas, diminuição da mortalidade infantil e materna. Na faixa etária mais avançada já é possível observar redução na mortalidade e na morbidade das doenças, possivelmente por ser uma geração que adotou hábitos de vida mais saudáveis na juventude e por ter acesso a cuidados médicos de melhor qualidade.

Antigos vilões, novos desafios

Apenas viver muito, porém, não basta. É preciso viver bem. As mulheres em geral vivem mais. Mas os homens, quando alcançam uma idade mais avançada, costumam ter uma performance física e mental melhor. Mas independentemente do gênero, todos sofrem com os mesmos inimigos. De uma forma simplificada, os grandes obstáculos para se alcançar uma velhice saudável podem se resumir ao câncer aos sessenta, às doenças cardiovasculares aos setenta e ao risco de demência aos oitenta.

As escolhas que fazemos ao longo da vida desempenham papel fundamental em nossa suscetibilidade a doenças e na forma como as enfrentamos. E, além disso, o envelhecimento reflete as mudanças que acontecem ao longo da vida. Na adolescência, mudamos e ficamos felizes em nos tornarmos mais fortes e independentes.

Mas a lua de mel com as mudanças físicas acaba na meia-idade, quando já não nos sentimos tão vigorosos e as primeiras rugas e fios de cabelos brancos passam a chamar a atenção. E a cada ano da vida de uma pessoa, o corpo apresenta novos sinais de velhice. Mas o que especialistas se perguntam é como diferenciar o processo de envelhecimento normal de sintomas precoces de doenças. Essa é uma das grandes questões da gerontologia, a ciência do envelhecimento.

Há alguns anos, por exemplo, era comum atribuir à velhice características como rabugice, depressão e tendência à reclusão. Hoje sabemos que a personalidade dos indivíduos dificilmente se altera após os trinta anos de idade. Isso significa que ninguém que não era rabugento passa a ser só porque ficou mais velho. Tais manifestações na velhice podem ser sinais de um processo de demência. Portanto, espera-se que uma pessoa alegre e otimista quando jovem se mantenha assim quando estiver com oitenta anos, por exemplo.

As teorias biomédicas definem o envelhecimento bem-sucedido quando há um excelente aproveitamento do tempo livre de comprometimento físico e mental por doenças. O foco principal está na ausência de doenças crônicas ou seus fatores de risco, boa saúde e níveis elevados de independência física, cognitiva e de mobilidade. Outro modo de avaliar o êxito considera a satisfação com a vida, a participação social, o entusiasmo, a felicidade e a relação entre objetivos planejados e alcançados. Acredito, contudo, que mais importante do que classificar um paciente em conceitos é respeitar os valores de cada um, compreender suas limitações e oferecer melhor qualidade de vida.

Temos muito o que aprender sobre o envelhecimento e não existem receitas coletivas. Mas já sabemos que fatores genéticos, hábitos de vida, presença ou ausência de doenças incapacitantes têm papel fundamental. Hoje em dia sabemos inclusive que cerca de 25% da variação na longevidade possui um componente hereditário.

Uma das pesquisas mais interessantes sobre herança genética foi desenvolvida pelo americano Dan Buettner, que analisou cinco populações conhecidas por viver muito. São elas as da Sardenha (Itália), de Okinawa (Japão), de Loma Linda (Califórnia), da península de Nicoya (Costa Rica) e de Icaria (Grécia).

Na Sardenha, Buettner encontrou um dos casos mais significativos. Os sardos têm origem em grupos que se instalaram na ilha e se mantiveram em isolamento por milhares de anos. Estudar populações que se isolaram ao longo da história ajuda a identificar certos genes que as protegem de doenças complexas e podem servir como alvos de futuras terapias. No caso dos sardos, o

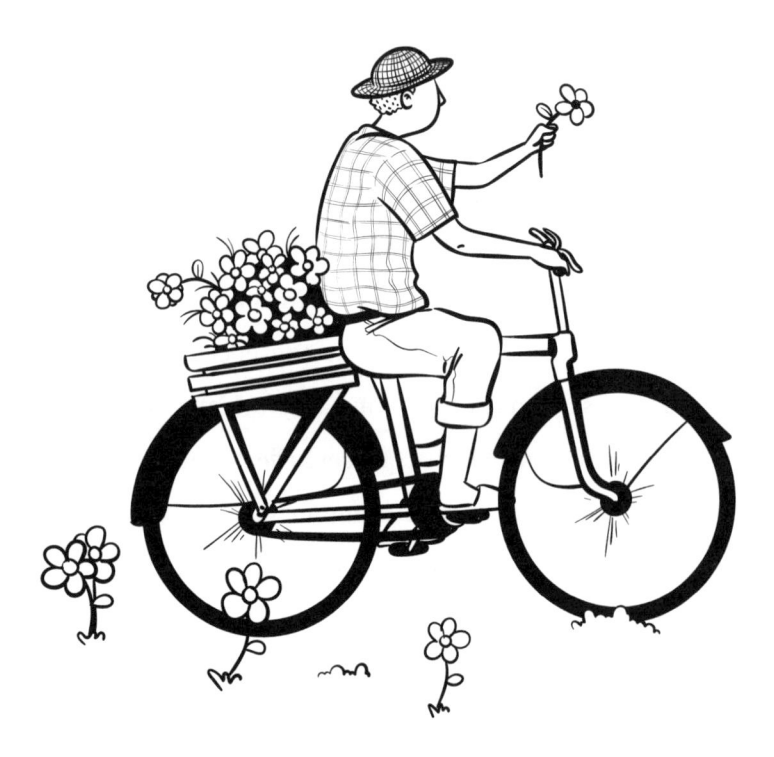

isolamento favoreceu a seleção de certas linhagens genéticas. Por exemplo, 35% dos homens sardos têm uma variante no cromossomo Y denominada M-26, extremamente rara no restante do mundo.

A M-26 lhes conferiu alguns problemas, como maior incidência de diabetes do tipo 1 e de esclerose múltipla. No entanto, também os tornou mais resistentes à malária, que grassou por séculos em toda a região do Mediterrâneo. Sobretudo, os sardos vivem mais, e centenários não são incomuns entre eles.

Já cientistas do Instituto Wellcome Trust Sanger (Reino Unido) tentaram entender por que os habitantes de Icaria, na Grécia, em vez de ter complicações de saúde, conseguiam atingir uma idade avançada. Eles descobriram uma variante genética presente na população local relacionada a menores taxas de triglicerídeos e lipoproteínas de baixa densidade, ou "colesterol ruim". Ou seja, têm ação protetora para o coração.

O sequenciamento do genoma humano tem aberto uma nova perspectiva para controlar problemas associados ao envelhecimento. O bioquímico americano Craig Venter está criando uma empresa capaz de sequenciar quarenta mil genomas por ano. Seu objetivo é identificar mutações genéticas que indiquem risco ou resistência a doenças. Até o momento, estima-se que até 750 genes tenham influência na longevidade humana. Mas essa pesquisa ainda está em sua infância e boas-novas nos aguardam.

Movimento é vida

Fatores genéticos são importantes, mas não são os únicos componentes do processo de envelhecimento. Na verdade, o meio ambiente, isto é, tudo o que está à nossa volta, influencia a forma como nosso DNA atua: os alimentos que comemos, as bebidas que ingerimos, se fumamos ou não, os poluentes que nos atingem... Nada menos que 75% das mudanças em nosso corpo responsáveis por determinar a longevidade estão relacionadas a escolhas do dia a dia.

A ciência provou que uma das coisas mais essenciais para se viver mais e melhor é praticar atividade física. Ninguém precisa ser atleta. As pessoas mais longevas do mundo não são maratonistas ou triatletas, mas se exercitaram de forma regular por toda a vida. Atividade física pode ser caminhar, dançar, nadar, pedalar, qualquer uma que seja prazerosa e constante. Tarefas habituais, como as das pessoas cujo trabalho requer que se movimentem, subam escadas, caminhem, também são consideradas atividades físicas.

A Organização Mundial da Saúde recomenda 150 minutos semanais de atividade física moderada, ou 75 minutos semanais de atividade intensa por semana.

Alguns pesquisadores afirmam que apenas dez minutos de caminhada diária já seriam suficientes para redução do risco de morte precoce em 15%.

Pessoas que se exercitam não só vivem mais, como vivem melhor. Além de funcionar como prevenção e tratamento das doenças cardiovasculares, se movimentar melhora o equilíbrio, reduz o risco de osteoporose e, assim, diminui a probabilidade de quedas, um grande fator de morbidade e baixa na qualidade de vida dos idosos.

Sabedoria à mesa

Manter o peso é difícil. Cerca de 90% das pessoas não conseguem se manter na dieta por um período superior a seis meses. Todavia, existem hábitos que nos fazem ingerir menos comida. Estão nessa lista comer devagar, sem distrações (celulares ou televisão) e sentados à mesa. O hábito de se pesar diariamente também é uma forma de autocontrole e de compensar possíveis excessos.

A manutenção de um peso saudável, entretanto, é essencial. E no idoso não se trata apenas de excesso de peso. Importam também a relação entre a gordura corporal e a massa muscular, assim como a distribuição da gordura no organismo. Além disso, a perda súbita de peso no idoso pode ser indicativo de uma doença ou um marcador importante de fragilidade.

Volto a Dan Buettner para contar o caso da longeva população de Okinawa. Seus habitantes gostam de usar um ditado confucionista segundo o qual só se deve comer até o estômago estar 80% cheio. Essa diferença de calorias entre estar com o estômago cheio ou apenas parar quando a fome passar já pode ser a diferença entre o sobrepeso e o peso ideal.

Mas a grande maioria de nós não mora em vilarejos pitorescos regidos por normas milenares. A nossa rotina de horários apertados, eventos sociais e muitos alimentos ricos em calorias e pobres em nutrientes não ajuda. Mas alcançar um peso saudável contribui muito para reduzir os níveis da pressão arterial, reduzir o risco de desenvolver diabetes e ajudar a controlar o colesterol.

Não há um único modelo de dieta que possa ser aplicado a todas as pessoas. A comida dos centenários japoneses é diferente da dos italianos, por exemplo. Dieta é estilo de vida e cada um tem suas preferências, mas algumas considerações servem para todos:

▶ Evitar o consumo de alimentos industrializados, ultraprocessados, ricos em gordura saturada e refrigerantes é fundamental.

▶ Comer comida de verdade: frutas, folhas, legumes, ovos, peixes, carnes magras e feijões.

▶ Não ultrapassar o limite da saciedade; seguindo os japoneses, comer até quase ficar satisfeito.

▶ Dar preferência às carnes brancas, em especial pescados.

▶ Manter uma alimentação rica em fibras, com um prato colorido, com frutas, folhas e legumes variados.

▶ Não abusar de sal, açúcar e bebida alcoólica.

Foco e resiliência

O estresse tem grande impacto na nossa vida e de forma crônica ou intensa pode causar sérios transtornos e reduzir nossos anos. Uma característica que costuma estar presente em pessoas que envelhecem com saúde e autonomia é a resiliência ao estresse.

Um estudo publicado no periódico médico *Gerontology* demonstrou que pessoas resilientes, ou seja, que lidam melhor com as adversidades, também enfrentam melhor doenças crônicas e perdas funcionais inerentes à idade.

Algumas pessoas são mais resilientes do que outras, mas essa capacidade também pode ser melhorada. Sabidamente ajudam no controle e no enfrentamento do estresse a prática regular de exercícios, a espiritualidade e a religiosidade, sono de qualidade, alimentação saudável, atividades recreativas, técnicas respiratórias (meditação é um exemplo) e trabalho voluntário.

A psicóloga Lucy Horne cita três estratégias para se obter resiliência:

- ▶ Entender que o sofrimento faz parte da vida humana.
- ▶ Buscar o lado bom na situação adversa.
- ▶ Compreender se a atitude que está tomando frente ao problema está ajudando ou piorando ainda mais a situação.

Costumo recomendar a meus pacientes que reservem um período do dia para se desconectar do celular, desfrutar a companhia de familiares e amigos, exercer a espiritualidade e descansar a mente. Na verdade, peço que foquem no que realmente tem valor. Mas também destaco a extrema importância de dar um sentido à própria vida, saber responder a uma pergunta tão simples quanto "Por que eu acordo de manhã?". Encontrar um propósito interfere diretamente na autoestima e na percepção de bem-estar.

Um estudo realizado nos Estados Unidos por Jeremy S. Barron (*Journal of Urban Health*) mostrou que idosos que passaram a prestar serviço voluntário melhoraram seu desempenho motor (aumentaram a velocidade ao subir escadas e a distância percorrida num teste de caminhada) e reduziram o tempo em frente à televisão.

A satisfação pode ser encontrada de várias formas: permanecer ativo no mercado de trabalho, ver e acompanhar o desenvolvimento dos netos, estudo de línguas, música ou literatura. O importante é exercitar a mente com prazer.

A esperada fonte da juventude

Assim como a felicidade, a longevidade não se compra, se constrói. O segredo da longevidade está relacionado a diversos fatores, mas o mais importante é a prevenção. A maior parte das doenças que afligem o mundo moderno é evitável ou ao menos pode ter seu aparecimento retardado. Exemplos são diabetes, obesidade, hipertensão e muitos casos de câncer.

Adiar doenças é um desafio da medicina moderna. E a idade é um fator de risco. Quanto mais velho maior o risco de desenvolver um câncer, uma demência ou um problema cardiovascular.

O estilo de vida, contudo, pode mesmo ajudar a reduzir o impacto de uma genética desfavorável. Uma pesquisa publicada na revista *New England Journal of Medicine*, em 2016, com 55.685 participantes, revelou que pessoas com alto risco genético de desenvolver doença nas coronárias podem cortar essa probabilidade em 50% ao adotar uma vida saudável.

O americano Dean Ornish, um cardiologista com forte atuação na medicina do estilo de vida e autor de diversos livros sobre o tema, demonstra a possibilidade de reversão de uma série de doenças crônicas, como diabetes, hipertensão arterial, males cardiovasculares e até mesmo câncer, quando a pessoa baseia a própria vida em quatro pilares: se movimentar e amar mais, comer e se estressar menos. Claro que controlar aspectos físicos, como o peso, a atividade física e o tabagismo é essencial. Mas precisamos de mais. E esse algo mais é envelhecer com sabedoria.

Vivian Clayton, uma neuropsicóloga americana especializada em geriatria, observou que a satisfação no fim da vida é manter a saúde física e mental, participar de atividades voluntárias e ter relações pessoais positivas. Entretanto, isso nem sempre é possível, e evitar ser autocentrado, ou seja, sair um pouco de si mesmo e dos seus problemas e olhar o mundo ao redor, tem o poder de ajudar até mesmo pessoas com sérias limitações a lidar melhor com a realidade.

A longevidade deve ser vista como consequência do estilo de vida adotado ao longo de toda a vida. São novos hábitos, medidas e comportamentos sobre os quais conversamos longamente neste livro. Não existem fontes da juventude, elixires da vida eterna ou pílulas miraculosas. A grande lição é coma bem, se estresse menos, seja mais ativo, cultive sua rede de apoio e tenha uma razão para viver. Um dos grandes pesquisadores no campo da longevidade, Alex Zhavoronkov, afirmou que a idade biológica depende de bem-estar mental. Virgílio há muitos séculos (70 a.C.) já dizia: "O espírito comanda a matéria."

Para não esquecer:

▸ A genética tem papel importante na longevidade, mas o estilo de vida saudável pode reverter um histórico ruim de doenças.

▸ Sair da mesa com um pouco de fome e privilegiar alimentos naturais e ricos em fibras, pratos coloridos e menos alimentos processados e industrializados é fundamental.

▸ Atividade física regular, relacionamentos saudáveis, dormir bem e meditação são estratégias importantes na construção de uma vida longeva e com autonomia.

▸ Espiritualidade, respeito ao meio ambiente, gratidão e generosidade fazem bem ao corpo e à alma.

10. CONSIDERAÇÕES FINAIS

"A virtude está no meio." ARISTÓTELES

A pandemia de Covid-19 mudou o mundo. Em um curto espaço de tempo, nossa vida se transformou. Agora é hora de revermos nosso modo de agir em relação à nossa saúde e à do planeta.

Os períodos em que houve restrições mais severas de mobilidade acarretaram em redução da poluição, seja do ar ou sonora. Os mares, com menos navios, também ficaram mais limpos. Por que não nos esforçarmos para que, retomadas as atividades, estas sejam sustentáveis, para o nosso próprio bem e o do planeta?

Em meio a tantas mortes e sofrimento, também vimos emergir o lado bom do ser humano. É muito bonito ver demonstrações de solidariedade. Todos ajudam como podem. Grandes empresas fazem doações significativas e jovens ajudam vizinhos idosos fazendo as compras do supermercado.

Redescobrimos alguns valores e hábitos que haviam sido meio esquecidos. Afastados das pessoas queridas, voltamos a valorizar as relações, a família e os amigos. Impedidos de ir a um restaurante, cozinhamos mais, conversamos mais, tiramos os jogos e o baralho do armário.

O novo coronavírus nos obrigou a refletir sobre o que realmente importa e a olhar para dentro de nós mesmos. Descobrimos de maneira dura que a saúde e a própria vida o dinheiro não pode comprar. Muitos dos pacientes com Covid-19 que tratei confessaram em seu pior momento que, se sobrevivessem, passariam a viver de outra forma. Isso nos fez entender que o essencial, no fim das contas, é construir uma vida com sentido, com gratidão por coisas que nem sempre valorizamos, como as relações sociais e a saúde.

Percebemos nesse ano que passou como somos frágeis e que acreditar que temos qualquer poder sobre as coisas é uma ilusão. Aludindo ao pensador francês Edgar Morin, a única certeza que temos na Covid-19 é a certeza da incerteza: ainda não sabemos ao certo quais drogas funcionam, se algum dia existirá medicamento para prevenção, se vamos adoecer, se teremos a forma branda ou grave da doença, qual é a melhor vacina, se o vírus vai sofrer mutações perigosas, se vamos sobreviver. São muitas incertezas, que geram angústia, medo, pânico.

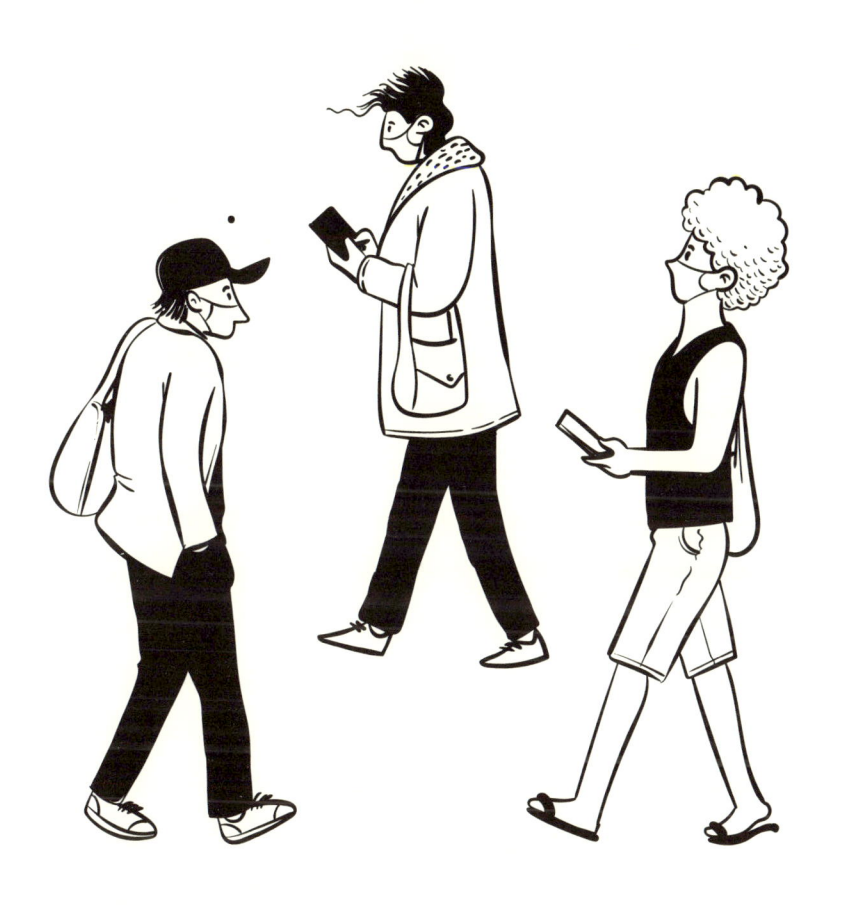

A pandemia interditou a dor e o luto. Não houve funerais nem despedidas. Não podemos visitar e confortar nossos entes queridos nos hospitais. Eles ficam isolados, sem saber se sobreviverão a essa terrível doença. Tempos difíceis, de distanciamento físico e social.

As economias dos países sofreram terrivelmente. Os governos tiveram que ajudar a população socialmente vulnerável e socorrer empresas. E houve ainda uma enorme mudança na forma como algumas pessoas trabalham. O home office trouxe perdas e ganhos, e algumas atividades caminham para se tornar parte presenciais, parte remotas. Em casa, há a vantagem de trabalhar perto da família, evitar a perda de tempo no deslocamento, aliviar o trânsito da cidade. Por outro lado, poderemos ter mais desemprego e vacância de imóveis comerciais.

A pandemia intensificou o uso de tecnologias digitais, e nós, médicos, passamos a utilizar cada vez mais as teleorientações e teleconsultas. Inclusive, somente dessa forma, através de uma tela de dispositivo, foi possível ver a face dos pacientes, pois, na consulta presencial o uso de máscara é obrigatório e fica difícil avaliar um rosto em sofrimento.

A doença também nos fez prestar mais atenção a medidas de higiene, e tenho certeza de que importantes hábitos, como lavar as mãos, serão incorporados em nossa rotina de forma definitiva.

Sem sombra de dúvida, 2020 foi o ano que mais trabalhei, que vi mais sofrimento e mais esgotamento dos profissionais de saúde. Perdi colegas de profissão, vivenciei muitos casos de ansiedade e depressão, vi como somos impotentes. A Covid-19 nos tornou humildes. Mas, em meio a toda essa desolação, a ciência e seus brilhantes pesquisadores foram e estão sendo maravilhosos e incansáveis.

Espero que passemos a ser mais zelosos com a nossa saúde e com a saúde do mundo, e que a prevenção seja sempre lembrada como a principal ferramenta de enfrentamento da maior parte das doenças, catástrofes e epidemias que possam assolar o mundo e ceifar vidas.

Antes da pandemia, tivemos oportunidade de assistir ao filme sul-coreano *Parasita*, ganhador do Oscar de Melhor Filme. Ele trouxe questões que considero fundamentais, como a desigualdade social, que afeta a saúde humana e a do planeta. Temos que nos preocupar em construir um mundo mais saudável, socialmente justo, com educação, saneamento, saúde, habitação e transporte dignos para todos. A maior parte dos mais de 7,5 bilhões de habitantes do planeta aguarda dias melhores.

A gratidão, a mãe de todas as virtudes, segundo Cícero, também está sendo muito ressaltada na pandemia. Aos profissionais que trabalham de forma intensa, como os de saúde, os caminhoneiros, frentistas, funcionários de farmácia e mercados, jornalistas, entre outros, meu profundo agradecimento.

Estou convencido de que após a pandemia seremos mais resilientes, mais humanos, mais gratos, solidários, e dessa forma o mundo também será melhor!

Somos responsáveis pela nossa saúde, daí a importância do autocuidado, de utilizarmos parte do nosso tempo com nosso bem-estar, de controlarmos nossas emoções, de fazer boas escolhas e renúncias, de aprender a ser tolerante com as incertezas da vida. E, se você estiver num momento ou numa situação difícil, lembre-se de que tudo na vida passa, tanto os bons como os maus momentos.

Este livro terá cumprido seu papel se, de alguma forma, ele te ajudar a melhorar sua qualidade de vida e bem-estar!

AGRADECIMENTOS

Agradecer, ser grato, é uma das mais importantes maneiras de construir nossa felicidade. Muitas vezes somos econômicos nos agradecimentos e generosos nas críticas. Começo agradecendo a todos que de forma direta ou indireta contribuíram com o projeto deste livro e peço desculpas por eventuais falhas ou esquecimentos.

Escrever um livro é prazeroso, pois nos permite relembrar situações que vivemos, imaginar um futuro melhor e nos desconectar por longos períodos. O trabalho vale a pena, especialmente quando o resultado é uma leitura útil e agradável, como espero ser o caso deste livro. Meu maior desafio foi justamente escrever um livro para leigos que proporcione ao leitor o conhecimento e a motivação para melhorar sua expectativa e qualidade de vida. A medicina do estilo de vida e da prevenção é o principal foco não apenas deste livro, mas de minhas palestras e do meu atendimento no consultório.

Comecei a organizar palestras e reuniões científicas em outubro de 1994, na Clínica São Vicente, nas manhãs de quinta-feira. Foram mais de oitocentos encontros em vinte anos. Depois, no Hospital Pró-Cardíaco, vieram reuniões mensais sobre nutrição e comportamento, com o grupo de nutrição e psicologia, e também na área de cardio-oncologia. Desde 2012 tenho o privilégio de realizar os Encontros em Saúde do jornal *O Globo*, evento que ainda existe e do qual tenho o prazer e a oportunidade de ser o curador e coordenador. Realizamos desde 2013 o encontro denominado Café no Copa, que posteriormente se transformou nos Encontros Científicos do Américas Serviços Médicos, do UnitedHealth Group. Para o mesmo grupo também coordeno os Encontros Científicos do Hospital das Américas. Deixo aqui meu agradecimento pessoal a todos os diretores dessas instituições citadas, que sempre acolheram e apoiaram essas iniciativas. Já foram mais de duas mil reuniões, cujas versões presenciais foram interrompidas em março de 2020, devido à pandemia de Covid-19. Aprendi muito com esses encontros, e cada vez tenho mais convicção da importância da multi e da interdisciplinaridade na saúde.

Agradecimentos especiais a Adriana, minha esposa e companheira há mais de quarenta anos, que sempre me apoia e incentiva, que é meu porto seguro e me deu três filhos maravilhosos e dos quais muito me orgulho. Luísa, a preferida, Caio, o favorito, e Letícia, a predileta. A eles peço desculpas pelas horas longe de casa, pela ausência nos fins de semana visitando pacientes. A atividade médica é repleta de imprevistos e agradeço muito a eles pela compreensão e pelo constante apoio.

A meus pais, Ottávio e Fidalma (*in memoriam*), que sempre enfatizaram bons valores, uma vida com essência e sentido, e deram exemplos maravilhosos da importância da construção de uma família, minha eterna gratidão. A meus irmãos, Antônio, Vinicius e Paola, sou grato pela amizade e pelos ensinamentos.

Tive o privilégio de trabalhar e ter participado na formação de inúmeros médicos colaboradores. Digo que tenho um dedo mágico para escolher, pois tive muita sorte de trabalhar com jovens talentosos com os quais aprendi muito. Na elaboração deste livro, três colaboradores me ajudaram muito, com sugestões e críticas, dicas e leituras de textos. Aline Vargas, minha mais antiga colaboradora (quase quinze anos), Marcus Vinicius Fernandes e Felipe Campos. Três médicos competentes e humanos, a quem sou grato pelo apoio, pelos ensinamentos e pela parceria de longa data. Não os considero colaboradores, mas sócios de um projeto que visa cuidar com carinho e humanismo de nossos pacientes. Gosto muito de um ditado africano que diz: Se quiser ir rápido, vá sozinho, se deseja ir longe, vá em grupo.

Não posso esquecer do time administrativo que nos apoia e realiza um excelente trabalho complementar da relação médico-paciente. Meus agradecimentos a Emilia, Tiago, Alex, Vinicius e Mercia. A medicina moderna depende de trabalho em equipes multi e interdisciplinares, e registro meus agradecimentos aos inúmeros profissionais de saúde, médicos de outras especialidades, psicólogos, nutricionistas, farmacêuticos, fisioterapeutas e fonoaudiólogos, entre outros. À minha equipe do setor de cardio-oncologia do Pró--Cardíaco, meu reconhecimento e minha gratidão pelo trabalho em conjunto nos últimos cinco anos. Um agradecimento especial aos profissionais do setor de enfermagem, cujo trabalho no cuidado direto com os enfermos é essencial. Dizem que a enfermagem vai ser a última especialidade da saúde a ser atingida e/ou substituída pela tecnologia, visão com a qual concordo plenamente.

Também gostaria de agradecer aos meus amigos, patrimônio de valor incalculável. Aqueles que não cobram se não ligamos, mas estão sempre prontos a ajudar. Aqueles que não precisam falar para nos ajudar ou confortar, basta um olhar ou um abraço. Aqui registro também um agradecimento aos colegas que leram e deixaram ótimas sugestões no texto, entre os quais Aline Vargas, Cris Moraes, Fabrício Braga, Felipe Campos, Marcos Fernandes e Walter Zin, além da minha família. Seus comentários e sugestões me ajudaram muito.

Gostaria de registrar meus agradecimentos a toda a diretoria UnitedHealth Group, que sempre apoia e incentiva os eventos científicos, permitindo transformar sonhos em realidade. Aos drs. José Carlos Magalhães, Marcos Costa, Charles Souleyman, Laís Perazo, Andrea Lamosa, Carlos Lobbé, Max Leventhal, Ricardo Periard e Alexandre Siciliano agradeço pelo constante apoio.

Aos amigos que leram o livro e fizeram comentários generosos na apresentação, Romeu C. Domingues, na orelha, Mestre Zuenir Ventura, e na quarta capa, Isaac Karabtchevsky, Leda Nagle, Paulo Niemeyer e Rosiska Darcy de Oliveira, gratidão.

Tive a sorte e o privilégio de contar com o apoio de uma jornalista e repórter experiente e competente na revisão dos textos, Ana Lúcia Azevedo, e uma casa editorial excelente, o que facilitou muito meu trabalho. A editora Intrínseca é liderada por Jorge Oakim, que, junto com uma equipe nota dez, composta por Cristhiane Ruiz, Rebeca Bolite, Renata Rodriguez, entre outros, me deu apoio, suporte e tranquilidade para a construção deste livro. De coração: foi ótimo trabalhar com vocês.

Por fim, gostaria de agradecer aos pacientes, que muito me ensinaram em quase quatro décadas do exercício da medicina. Aprendemos com nossos enfermos — que permitem que suas almas e seus corpos sejam tocados numa primeira visita médica, que nos emocionam e nos fazem chorar em situações delicadas do exercício da profissão — que devemos ser humildes, escutar com paciência e carinho, compreender suas angústias e seus sofrimentos e às vezes nos colocarmos no lugar deles. Retratei com nomes fictícios alguns casos verídicos que ilustram que tratamos *pacientes* com doenças e não doenças, como nos ensinou o pai da medicina moderna, William Osler.

GRATIDÃO!

1ª edição	MAIO DE 2021
impressão	IMPRENSA DA FÉ
papel de miolo	PÓLEN SOFT 80G/M²
papel de capa	CARTÃO SUPREMO ALTA ALVURA 250G/M²
tipografia	KEPLER STD ǀ GIBSON ǀ REDONDA